Dieses Buch wird Ihnen gewidmet von:

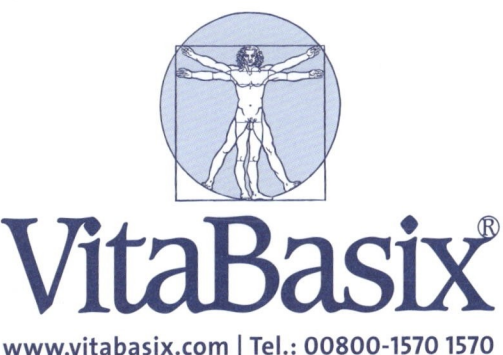

VitaBasix®

www.vitabasix.com | Tel.: 00800-1570 1570

Anti-Aging Hormone & Nahrungsergänzungsstoffe nach chronobiologischen Prinzipien

Das Richtige zur richtigen Zeit.®

Dr. Jan-Dirk Fauteck

EINE FRAGE DER ZEIT

Die positive Kraft der Chronobiologie

unter Mitarbeit von Dr. Andrea Eder

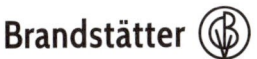
Brandstätter

Inhalt

II. Chronobiologie im Praxisalltag

Vorwort

Liebe Leserin, lieber Leser,
spätestens im alten Griechenland, zur Zeit von Aristoteles, vermutlich aber schon sehr viel früher, beschäftigte sich die Menschheit mit dem Studium des Lebens. Abgeleitet vom altgriechischen Wort „bíos", übersetzt „Leben", und dem Wort „lógos", was so viel heißt wie „Lehre" oder „Studium", entstand der Begriff der Biologie. Mindestens genauso lange beschäftigte sich die Menschheit auch mit der Bedeutung der Zeit. So ist es nicht verwunderlich, dass der Zeit in der griechischen Mythologie sogar eine Gottheit gewidmet wurde: der Gott Chronos. Seit vielen Jahrhunderten, wenn nicht gar Jahrtausenden, faszinierte die Menschheit dieses Phänomen und man versuchte, mit komplizierten Bauwerken und/oder Instrumenten die Zeit zu bestimmen bzw. zeitlich sich wiederholende Prozesse vorherzusagen. So errichtete man in England zum Beispiel Megalithen wie in Stonehenge, um die Sonnenlaufbahn messen zu können. Die Maya wiederum entwickelten komplizierte Kalender, um etwa Jahresabläufe besser vorhersagen zu können.

Es ist erstaunlich, dass der logische Zusammenschluss dieser beiden Wissenschaften erst seit wenigen Jahrzehnten ernsthaft vorangetrieben wird. Dieser neu entstandene Wissenschaftszweig, der den Einfluss der Zeit bzw. die durch sie bestimmten Rhythmen auf unser Leben, insbesondere auf unsere Gesundheit, untersucht, bezeichnet man als Chronobiologie. Ihr Ziel ist es, sowohl die äußeren Faktoren genauer zu erforschen, die dabei eine Rolle spielen, als auch die zellulären bzw. biochemischen Prozesse zu entschlüsseln, die

diesem Wechselspiel zugrunde liegen. Bereits unsere Urgroß-
eltern müssen diesen Zusammenhang erahnt haben, wenn
sie alte Volksweisheiten wie „Die Zeit heilt alle Wunden" oder
„Kommt Zeit, kommt Rat" ernst nahmen und ihr Leben zum
Teil danach ausrichteten. Da diese Erkenntnisse jedoch wissenschaftlich bis vor Kurzem nicht belegt werden konnten,
glaubte man, sie seien deshalb auch nicht existent. Nur so
ist zu erklären, dass viele Errungenschaften in der Medizin,
aber auch im Alltagsleben, die Gesetze der Chronobiologie
so lange Zeit missachteten.

Seit wenigen Jahren wissen wir nun, welche sogenannten Zeitgeber von außen, wie zum Beispiel das Licht oder die
Dunkelheit, von unserem Körper wahrgenommen werden,
um anschließend in entsprechende innere Signale übersetzt
zu werden. Des Weiteren sind einige innere Taktgeber neu
entdeckt worden und ihre Bedeutung für unsere Gesundheit konnte genauer definiert werden. Es gelang sogar, bis
ins Innere einer jeden Zelle hineinzuschauen, um zu untersuchen, wie diese Rhythmizität, die von den äußeren und
inneren Zeitgebern hervorgerufen bzw. gesteuert wird, auf
molekularer Ebene umgesetzt wird. Gleichzeitig wurde
begonnen zu analysieren, was geschieht, wenn bestimmte
Zeitgeber ausfallen oder sich abrupt verändern. In Anleh-
nung an das Wort „Chronobiologie" oder „Chronomedizin"
sprechen wir hier neuerdings von der Chronodisruption, der
Störung rhythmischer Einflüsse von außen oder innen sowie
der Aufhebung der harmonischen Übereinstimmung rhythmischer Prozesse in unserem Körper. – Mit Konsequenzen
für unsere Gesundheit.

Einige Wissenschaftler messen dieser synchronen
Rhythmizität eine immense Bedeutung innerhalb der

Medizin bei und betrachten die Chronodisruption als die Geißel des 21. Jahrhunderts. Konsequenterweise fordern sie daher ein Umdenken, damit eine moderne, die Chronobiologie berücksichtigende, Medizin noch effizienter wird. Sie sind überzeugt davon, dass hier ein Potenzial vorliegt, das einen Quantensprung in der Medizin bedeuten könnte.

In dem vorliegenden Buch wird der Versuch unternommen, all diese neuen Erkenntnisse zusammenzufassen, auch wenn die Erforschung der Chronobiologie mit ihren Mechanismen noch am Anfang steht und noch nicht alle Fragen über ihre Gesetzmäßigkeiten beantwortet werden können.

Im ersten Teil werden neben einem kurzen historischen Abriss der Chronobiologie die Grundlagen dieser Wissenschaft erläutert. Dabei wird erklärt, was Rhythmizität ist, welche äußeren und inneren Faktoren diese regulieren, um anschließend die physiologische Bedeutung und Wirkmechanismen herauszuarbeiten. Gleichzeitig wird erklärt, warum einige Menschen sogenannte Frühaufsteher und andere eher Langschläfer sind und was dies für sie jeweils bedeutet.

Für den zweiten Teil des Buches wurden Forschungsergebnisse sowie klinische Studien der letzten Jahrzehnte zusammengetragen, nach wissenschaftlichen Kriterien aufgearbeitet und den jeweiligen Krankheitsbildern zugeordnet. Besondere Beachtung kam dabei jenen Erkrankungen zu, die durch Störungen der Chronobiologie begünstigt bzw. hervorgerufen werden. Zum Ende hin wird aufgezeigt, welche Möglichkeiten es bereits gibt, medizinische Maßnahmen zu optimieren, um den Grundlagen der Chronomedizin gerecht zu werden.

Der Fokus dieses Buches richtet sich auch darauf, den komplexen und wissenschaftlichen Inhalt in eine möglichst allgemein verständliche Sprache zu überführen, damit auch Leserinnen und Leser mit geringen medizinischen Vorkenntnissen einen praktischen Nutzen davon haben.

Wir wünschen Ihnen viel Spaß beim Lesen.

Dr. Jan-Dirk Fauteck
Mediziner/Wissenschaftler

Dr. Andrea Eder
Journalistin

Einleitung

Gesund leben und gesund altern, dabei geistig und körperlich fit bleiben. – Danach sehnt sich wohl jeder von uns. Ein Wunsch, der mit der Chronobiologie, dieser jungen Wissenschaft, die das Zusammenspiel von Zeit, Rhythmizität und Gesundheit untersucht, Wirklichkeit werden könnte.

Leistungssportler, die ihr Training mit ihrem persönlichen Leistungshoch abstimmen, Chefs, die wissen wollen, wie ihre Mitarbeiter ticken, oder Kosmetikunternehmen mit ihren Pflegeprodukten, die sich dem Tagesrhythmus der Haut anpassen: Die Chronobiologie ist auf dem Vormarsch, viele unserer Lebensbereiche zu verändern, vermutlich sogar zu revolutionieren. Noch immer kennen Wissenschaftler nicht alle ihre Geheimnisse und Mechanismen. Aber es wird daran gearbeitet, und das sehr intensiv und in vielen Bereichen.

Schon jetzt ist gewiss: Leben wir nach unseren inneren Uhren und berücksichtigen wir die vielen Rhythmen in unserem Organismus, dann hat dies einen großen Effekt: auf unsere mentale und körperliche Gesundheit, aber auch auf den Verlauf vieler Krankheiten.

Mit der Verleihung des Nobelpreises für Medizin 2017, den Jeffrey C. Hall, Michael Rosbash und Michael W. Young für ihre Erforschung der molekularen Grundlagen der inneren Uhren erhielten, bekommt die Chronobiologie nun den Stellenwert, den sie seit langer Zeit verdient.

Denn schon heute nutzen viele medizinische Bereiche die Gesetzmäßigkeiten der Chronobiologie, um Patienten effizienter und mit weniger Nebenwirkungen zu behandeln, etwa in der Krebstherapie. Dabei kommt es nicht nur darauf an, was man in welcher Dosierung gegen bestimmte Erkrankungen gibt, sondern es scheint vermutlich viel wichtiger zu sein, wann die Verabreichung stattfindet. Kurz gesagt: Alles ist eine Frage der Zeit.

Chronobiologie –
eine neue Wissenschaft mit hohem Potenzial

Zeit ist in unserer schnelllebigen Gegenwart ein Thema, das uns alle betrifft. Stets haben wir zu wenig davon, uns läuft die sprichwörtliche Zeit davon, während wir doch am Puls der Zeit leben. Vermutlich haben auch Sie es schon erlebt: Die Zeit hat uns fest im Griff.

Das betrifft aber nicht nur unser Zeitalter, denn schon für unsere Urahnen, bis zurück zu den Anfängen der Menschheitsgeschichte, war das Thema stets aktuell und hat Philosophen und Wissenschaftler gleichermaßen fasziniert. Waren es früher meist praktische, lebenserhaltende Überlegungen, auf denen dieses große Interesse beruhte, dient die Zeit heute dazu, unseren Alltag zu organisieren, eingeteilt in Stunden- und Zeitpläne.

Längst ist es für uns selbstverständlich, dass wir mit einem Blick auf die Uhr wissen, wie spät es ist. Doch das war nicht immer so. Schon die Maya haben mit ihren sehr komplexen Kalendern versucht, der Zeit Herr zu werden. – Übrigens sehr erfolgreich, denn ihre Berechnungen erweisen sich noch heute als richtig. Bis im frühen 20. Jahrhundert die erste Armbanduhr erfunden wurde, versuchte man die Zeit mit Sonnen- und Wasseruhren, Räderuhren, Pendeluhren, Taschen- und Tischuhren zu messen – meist sehr ungenau.

Folgt man der griechischen Mythologie, hat alles mit Chronos, dem Gott der Zeit, begonnen. Chronos, der Sohn von Himmelsgott Uranus, tötete zuerst seinen Vater, um die alleinige Macht über das Himmelsreich zu erlangen. Dann verschlang er alle seine Kinder, damit ihn nicht ein ähnliches Los wie seinen Vater ereile. Nur ein Sohn überlebte, Zeus, was aber eher einem glücklichen Zufall denn der Gnade des Vaters zu verdanken war.

Sie fragen sich, was das alles mit dem menschlichen Körper und unserem Thema, der Chronobiologie, zu tun hat? Nun, es war Chronos, der Gott der Zeit, der gemeinsam mit „bíos", dem Leben, und „lógos", dem Wort, der Chronobiologie ihren Namen gegeben hat.

Die inneren Uhren

Stellen Sie sich vor, die Uhren würden weltweit ausfallen. – Was für ein Chaos! Der Verkehr, das Wirtschaftsleben, alles käme zum Stillstand. Sie würden überall zu spät erscheinen: zu einer Verabredung, einem Meeting und zur Arbeit. Kommt das öfter vor, könnte das möglicherweise Konsequenzen für Sie haben, etwa, weil Sie Ihren Job verlieren.

Ganz ähnlich verhält es sich mit den Uhren in unserem Körper. Denn auch unser Organismus hat seine eigene Zeitmessung. Dafür sorgen eine Hauptuhr und viele Nebenuhren, die voneinander abhängig sind. Tickt eine Uhr nicht richtig, hat das Konsequenzen für die anderen und damit Folgen für unsere Körperfunktionen.

Die Chronobiologie beschäftigt sich genau damit, indem sie untersucht, wie die biologischen Rhythmen in unserem Körper funktionieren und wie diese durch innere (endogene) und äußere (exogene) Vorgänge beeinflusst werden. Schlafen, Essen, Fortpflanzung, unsere geistige und körperliche Leistungsfähigkeit, Emotionen – alle biologischen Systeme in unserem Organismus haben ihre eigenen Rhythmen, verlässlich wie ein Schweizer Uhrwerk, wenn sie denn nicht immer wieder durch Einflüsse gestört würden.

Historischer Hintergrund

Die Erkenntnis, dass manche Körperfunktionen, aber auch Krankheiten nach einem regelmäßigen Zyklus funktionieren, ist jahrtausendealt: Schon Hippokrates (460 bis 370 v. Chr.) beobachtete, dass Fieber einem 24-Stunden-Zyklus folgt. Auch Galenus von Pergamon (130 bis 200 n. Chr.) stellte fest, dass manche Krankheitssymptome, wie sie etwa beim Fieber der Malaria beobachtet werden, periodisch auftreten. Noch aber hatten die Gelehrten nicht entdeckt, dass diese regelmäßigen Rhythmen nicht nur durch äußere Umweltfaktoren, sondern auch durch innere Körperprozesse beeinflusst werden.

Das änderte sich erst zu Beginn des 18. Jahrhunderts und den Untersuchungen des französischen Astronomen Jean Jacques d'Ortous de Mairan (1678–1771). Er beobachtete die täglichen Blattbewegungen der Mimose und entdeckte, dass sich die Blätter der Pflanze während des Tages zur Sonne öffneten, in der Dämmerung wieder schlossen. Was er zudem entdeckte: Entzog man den Pflanzen das Tageslicht, so öffneten und schlossen sich die Blüten dennoch rhythmisch für einige Tage weiter. (Siehe Abb. 1) – Ein wichtiger Meilenstein in der Geschichte der Chronobiologie, mit dem de Mairan zeigen konnte, dass Pflanzen ihren eigenen biologischen Rhythmus haben.

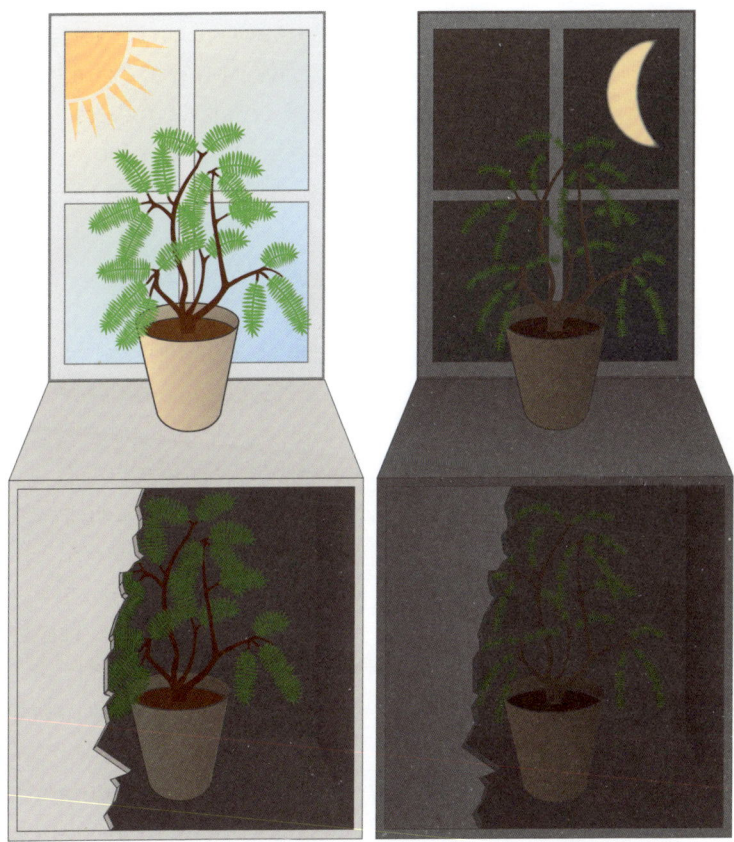

Abb. 1: Erste Beobachtungen der rhythmischen Aktivität von Pflanzen nach de Mairan, 1729

In der Folge beschäftigten sich viele Wissenschaftler, darunter Georg Christoph Lichtenberg, Carl von Linné oder Charles Darwin, mit der Rhythmizität und berichteten über ähnliche Phänomene.

1796 beschrieb der deutsche Arzt Johann Christian Reil (1759–1813), der als Kurarzt auch Johann Wolfgang von Goethe und Wilhelm Grimm behandelte, die Vorteile einer

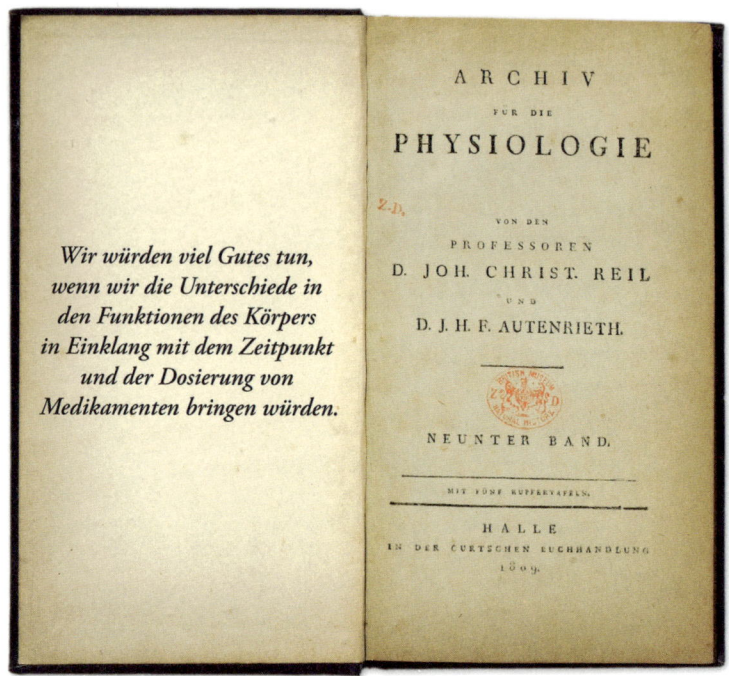

Wir würden viel Gutes tun, wenn wir die Unterschiede in den Funktionen des Körpers in Einklang mit dem Zeitpunkt und der Dosierung von Medikamenten bringen würden.

ARCHIV

FÜR DIE

PHYSIOLOGIE

VON DEN

PROFESSOREN

D. JOH. CHRIST. REIL

UND

D. J. H. F. AUTENRIETH.

NEUNTER BAND.

MIT FÜNF KUPFERTAFELN.

HALLE

IN DER CURTSCHEN BUCHHANDLUNG

1809.

Abb. 2: *Archiv für die Physiologie,* Reil 1796

Chronotherapie (siehe Abb. 2), wenn er meinte, man sollte unsere täglich variierenden Körperfunktionen in Harmonie mit verabreichten Medikamenten bringen. (Reil 1796)

Ein Jahr später stellte Christoph Wilhelm Hufeland (1762–1836), Naturforscher und Arzt, fest, dass unsere physischen Vorgänge durch einen 24-Stunden-Zyklus getaktet werden. (Hufeland 1797)

Julien-Joseph Virey (1775–1846), französischer Arzt, Pharmazeut und Naturforscher, widmete sich in seiner Dissertation aus dem Jahr 1814, *Éphémérides de la vie humaine* (siehe Abb. 3), den biologischen Rhythmen und wie diese durch äußere Faktoren, wie zum Beispiel den

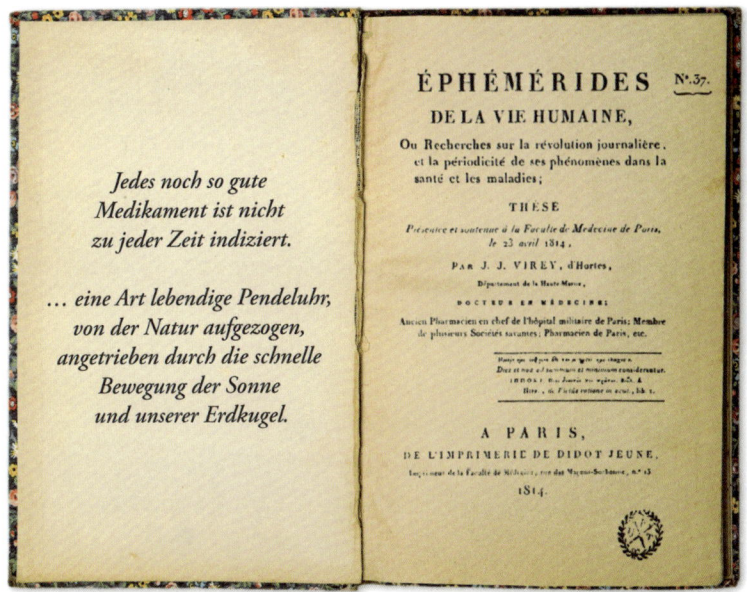

Abb. 3: *Éphémérides de la vie humaine*, Virey 1814

Tag-Nacht-Wechsel, beeinflusst werden. Er beobachtete auch, dass die Wirkung von Medikamenten variiert – je nachdem, wann sie eingenommen werden. (Virey 1814) Virey beschrieb damit schon vor mehr als 200 Jahren, was heute die Grundzüge der Chronobiologie ausmacht. Für manche Wissenschaftler gilt die Arbeit von Virey als „Geburtsstunde der Chronobiologie" (Reinberg et al. 2001), auch wenn es noch bis in die 1960er-Jahre dauern sollte, die Erforschung der Chronobiologie als wissenschaftliches Feld zu etablieren.

Eine wichtige Rolle dabei spielte Franz Halberg (1919–2013), der als Entdecker des circadianen Rhythmus gilt, eines Rhythmus, der einem Tag, also 24 Stunden, entspricht. (Halberg 1963) Für viele ist Halberg der Begründer der Chronobiologie, hat er sich doch seit den 1950er-Jahren mit den Gesetzmäßigkeiten dieser Wissenschaft intensiv auseinandergesetzt und schon beschrieben, welchen Einfluss eine Desynchronisation unserer circadianen Rhythmik auf unsere Gesundheit hat.

Ein weiterer Pionier der jungen Chronobiologie ist Jürgen Aschoff (1913–1998), der beim Menschen untersuchte, was de Mairan Jahrhunderte vor ihm für Pflanzen beschrieben hatte. In einer 1963 gestarteten Versuchsreihe zeigte Aschoff, dass etwa unser Schlaf-Wach-Rhythmus – wie die Blätter der Mimose – einen geregelten Rhythmus hat, der von der inneren Uhr geregelt wird. Dafür verbrachten seine Testpersonen mehrere Wochen in einem völlig von der Außenwelt abgeschirmten Bunker, ohne zu wissen also, wann es Tag bzw. Nacht ist. Und siehe da: Ihr circadianer Rhythmus blieb erhalten, wenn auch mit einer Zeitspanne von ca. 25 Stunden – ein eindeutiger Beweis, dass es unsere innere Uhr ist, die wichtige Körperprozesse lenkt und die durch den Tag-Nacht-Wechsel gesteuert werden kann. (Max-Planck-Institut 2007)

Doch diese wertvollen Erkenntnisse gerieten in Vergessenheit, bis sich in den 1980er-Jahren die Chronobiologie endlich als eigenständige, wissenschaftliche Disziplin durchsetzen konnte. Das Forschungsinteresse steigt seitdem im Rekordtempo: Aktuell zählt PubMed, eine englischsprachige Datenbank mit wissenschaftlichen Artikeln zur gesamten Biomedizin, 75.713 Beiträge zu circadianen Rhythmen (Stand: Februar 2018).

Immer neue Entdeckungen über die Funktionsweisen unserer inneren Uhren und das enge Wechselspiel unserer Körperrhythmen lassen nunmehr aufhorchen. Denn was bisherige Forschungsergebnisse ergeben haben, ist immens wichtig: Die Gesetzmäßigkeiten der Chronobiologie zu beachten kann eine wichtige Voraussetzung sein, um gesund zu leben und zu altern.

Die Teilgebiete der Chronobiologie
Auch wenn die Chronobiologie zu Beginn ihrer Entdeckung belächelt wurde, gewinnt sie heute mehr und mehr an Bedeutung: etwa in der Genetik, der Endokrinologie, der Ökologie, der Sportmedizin, der Psychologie, der Ernährungsmedizin usw.

Ähnlich wie die klassische Medizin lässt sich die Chronobiologie in spezielle Disziplinen gliedern:

Die *Chronophysiologie* beschäftigt sich mit den natürlichen bzw. physiologischen Prozessen von Gesundheit, während die *Chronopathologie* herauszufinden versucht, welche Erkrankungen sich auf welche Störungen der Chronobiologie zurückführen lassen.

Eng damit verbunden ist die *Chronodiagnostik*, jene Wissenschaft, die es uns ermöglichen soll, die unterschiedlichsten Rhythmen und deren Synchronisation genauer messen zu können. Welche Substanzen bzw. Umstände einen negativen Einfluss auf dieses System haben, ist das Forschungsgebiet der *Chronotoxikologie*.

Die *Chronopharmakologie* schließlich beschreibt optimale Therapieansätze, die einerseits effektiver sind, andererseits möglichst keine Nebenwirkungen hervorrufen, und die vor allem die universellen Gesetze der Chronobiologie respektieren.

Die *Chronodiät* ist ein neuer Bereich in der Chronobiologie, die Hormonzyklen im Blutkreislauf, wie etwa Insulin, analysiert, um die Nahrungsaufnahme dann so zu planen, dass das Essen am effizientesten verdaut werden kann. Schon jetzt findet dies Anwendung in der Sportmedizin und in der Behandlung von Fettsucht.

I. Grundlagen der Chronobiologie

Rhythmen bestimmen unser Leben

Unser gesamter Organismus funktioniert nach verschiedenen Rhythmen. Auch Sie spüren diese Rhythmik, obwohl Ihnen das vielleicht (noch) nicht bewusst ist: Denken Sie an Ihren letzten Schuhkauf. Haben Sie sich vielleicht beim vormittäglichen Einkaufsbummel am Wochenende ein richtig schickes Paar Schuhe gekauft? Um es dann möglicherweise an einem der folgenden Abende auszuführen? Wie ist es Ihnen ergangen? Hat der Schuh noch so gut gepasst wie im Geschäft? Oder haben Sie kurz befürchtet, sich für eine zu kleine Größe entschieden zu haben?

Ein anderes Beispiel: Waren Sie in der letzten Zeit beim Zahnarzt, gleich am frühen Vormittag, was etwas schmerzhafter als gewohnt verlief? Kein Wunder: In den Morgenstunden ist unsere Schmerzempfindlichkeit besonders hoch. Ein Tipp: Legen Sie Ihren nächsten Kontrolltermin in die Nachmittagsstunden.

Was Sie anhand der beiden Beispiele sehen können: Unser Körper und unser Empfinden verändern sich im Laufe des Tages, wie übrigens auch unser Denken und unsere Leistungsfähigkeit. Dabei handelt es sich oft um körperinnere Vorgänge, die wir zunächst nicht bemerken. Die Wissenschaft forscht unermüdlich daran, diese vielen Rhythmen zu entschlüsseln und ihren Einfluss auf die physiologischen, psychologischen und sozialen Aspekte in unserem Leben zu untersuchen. (Tsaousis 2010)

Zurück zu unserem Schuhbeispiel: In den 24 Stunden eines Tages variiert die Zusammensetzung unseres Blutes, was auch mit der Position unseres Körpers zusammenhängt, je nach Lage verteilen sich die Körperflüssigkeiten unterschiedlich. In der Nacht zum Beispiel verdünnt sich unser Blut durch die Liegeposition. Kaufen Sie Ihre Schuhe nun in der Früh, ist Ihr Fuß schmäler. Am Abend hingegen – nach einem Tag voller Stehen, Gehen und Sitzen – wird das Blut wieder dicker und mit einem Mal passt der Schuh vom Morgen nicht mehr ganz so gut. Dieser Unterschied kann übrigens bis zu 10 Prozent ausmachen!

Viele Menschen haben das Gefühl, den Einfluss des Mondes zum Beispiel auf ihr Gewicht zu spüren oder besonders empfindlich auf Vollmond anzusprechen. Studien konnten das allerdings bis jetzt nicht beweisen. Die meisten Wissenschaftler gehen davon aus, dass diese Symptome eher psychologische Ursachen haben. Treten bestimmte Ereignisse, wie zum Beispiel nächtliches Aufwachen, zufällig mehrmals während dieser Mondphase auf, werden sie damit verknüpft, auch wenn ein direkter Zusammenhang nicht unbedingt bestehen muss. Man nennt dies eine sogenannte selektive Wahrnehmung. Ein anderer Grund könnte auch darin liegen, dass manche vielleicht sehr sensibel auf das helle (Voll-)Mondlicht reagieren.

Taktgeber Licht und Dunkelheit

Wo ein Rhythmus ist, braucht es eine zentrale Uhr. In unserem Körper übernimmt diese Rolle die sogenannte „master clock", unsere Hauptuhr, auch Nucleus suprachiasmaticus (SCN) genannt. Diese sitzt im Gehirn und gibt, beeinflusst von Licht und Dunkel, also Tag und Nacht, den circadianen Rhythmus vor und weiter an alle Organe. Diese haben ihre eigenen Nebenuhren, „slave clocks", die von der

Hauptuhr abhängig sind bzw. sich nach ihr richten. – Ein komplexes Zusammenspiel, das sich gegenseitig beeinflusst. Wird dieser regelmäßige Zyklus bzw. dieses Zusammenspiel gestört, etwa wenn jemand Schichtarbeit verrichtet, kann dies zu zahlreichen Krankheiten führen, auf die wir später noch zurückkommen werden.

Melatonin, das Nachthormon

Wie aber funktioniert nun die Taktung unserer Hauptuhr, des SCN, der sich an Licht und Dunkel orientiert und damit unseren Tag-Nacht-Rhythmus bestimmt? Eine wesentliche Rolle spielt hier das Melatonin, das Hormon der Dunkelheit und Mutterhormon der Chronobiologie (Fauteck 2017), das hauptsächlich in der Zirbeldrüse mit Sitz im Gehirn gebildet wird. Über die Netzhaut unseres Auges, die Retina, gelangen Lichtimpulse an den SCN. (Siehe Abb. 4) Dieser ist mit der Zirbeldrüse verbunden, wo das Melatonin in der Nacht, und zwar bei vollkommener Dunkelheit, produziert wird. Es gibt somit die Information „Dunkelheit" an alle Zellen und Organe weiter und wird damit zum wichtigen inneren Zeitgeber.

Tagsüber produziert unser Körper nur sehr wenig Melatonin, ab 23:00 Uhr allerdings steigt der Pegel auf das Achtfache des Tagespensums. Unser Organismus weiß dann: Es ist Nachtbetrieb angesagt und damit Ruhezeit für viele Organe und Körperfunktionen. Diese ist übrigens lebenswichtig, denn sie sorgt für viele Reparaturmechanismen in unserem Körper – und das bis in die Zellen.

Jeder kleinste Lichtimpuls hingegen stört diese Produktion (siehe Abb. 5), etwa das blaue Licht des Fernsehers oder Handys, die leuchtende Anzeige des Weckers, die

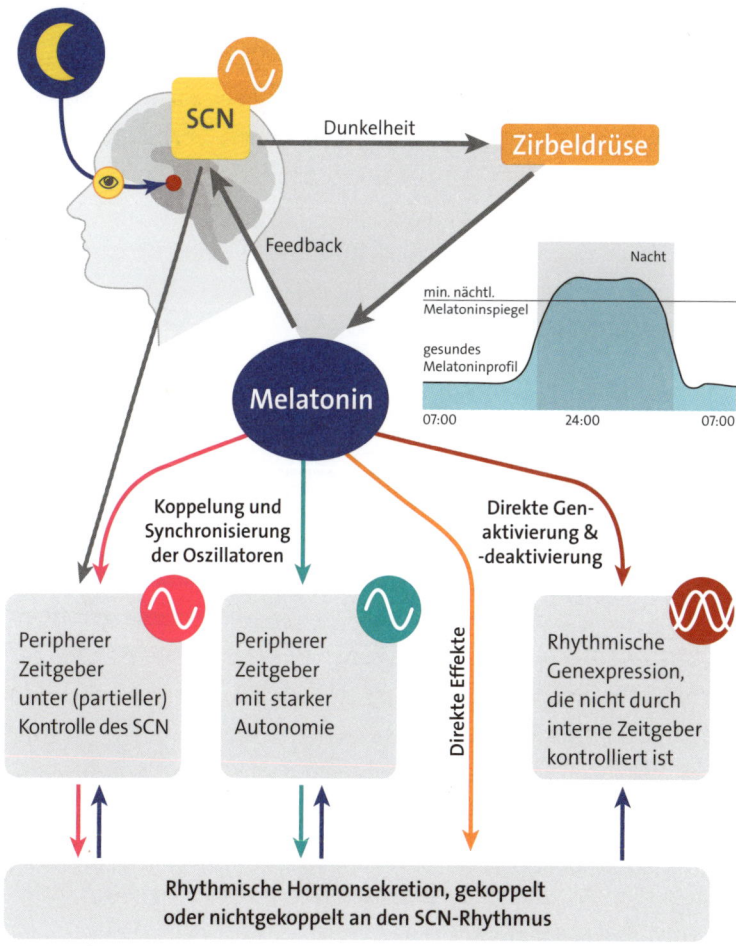

Abb. 4: Schematische Darstellung der komplexen Verknüpfung verschiedener Zeitgeber (modifiziert nach Hardeland 2013)

Straßenbeleuchtung usw. All diese für uns selbstverständlichen Geräte sind wahre Rhythmuszerstörer, die unseren Melatoninhaushalt ordentlich durcheinanderbringen können. (Chang et al. 2015)

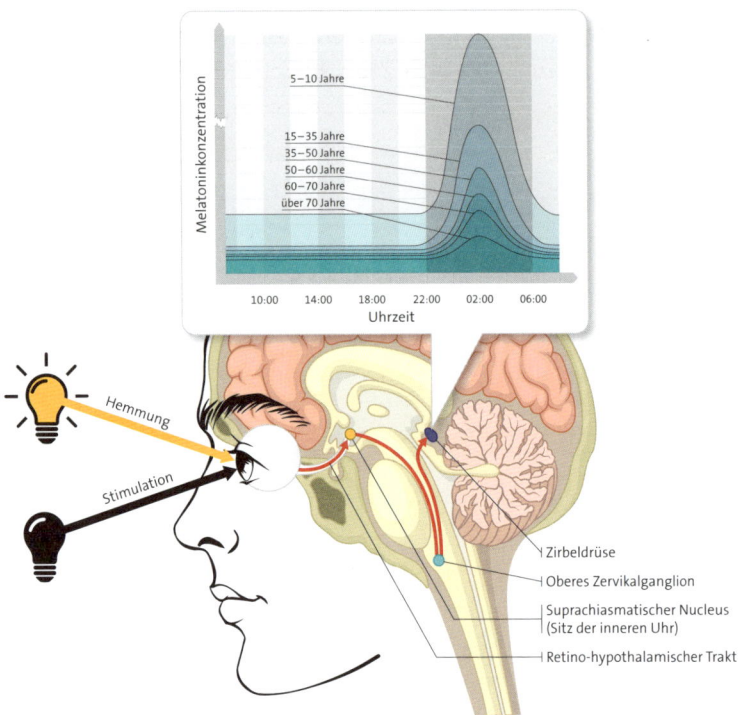

Abb. 5: Licht als Zeitgeber: Komplexe neuronale Verknüpfung mit dem Pinealorgan. Oben: Melatoninkonzentration im Lauf des Lebens

Antioxidans Melatonin

Melatonin hat noch eine weitere Eigenschaft, die unserer Gesundheit zugutekommt: Es ist der Star unter den körpereigenen Antioxidantien. Denn es bekämpft und neutralisiert freie Radikale auch in der kleinsten Zelle und schützt damit unsere DNA vor Schäden. Denn nicht nur in unserem Gehirn befindet sich Melatonin, sondern ebenso zum Beispiel im Verdauungstrakt, im Hoden und den Eierstöcken, im Rückenmark, in den Hautzellen und sogar in den Blutplättchen. Gerade hier wirkt Melatonin lokal als Antioxidans, indem es die Radikale tötet, was bereits mehrfach in Studien bestätigt wurde. Darüber hinaus ist Melatonin in der Lage, viele Zellen dazu zu bewegen, weitere Radikalfänger zu produzieren, wodurch sein antioxidativer Effekt nochmals gesteigert wird. (Reiter et al. 2016)

Was sind freie Radikale?

Freie Radikale sind bei der Entstehung vieler Krankheiten beteiligt, etwa Krebs, Alzheimer oder Schlaganfall. Andererseits beschleunigen sie aber auch unseren Alterungsprozess. Es handelt sich dabei um winzige Moleküle, die zum Beispiel durch die Luft, die wir atmen, in unseren Körper gelangen. Keine Sorge: Es handelt sich dabei um einen ganz natürlichen Vorgang. Sogar manche Prozesse in unserem Organismus erzeugen Radikale, die keinen Schaden anrichten, sondern eher nützlich sind, da sie im Normalfall so schnell, wie sie entstanden sind, auch wieder verschwinden und dabei zum Beispiel Gifte oder Viren zerstören.

Allerdings können sich manche von ihnen verselbstständigen, was dann leider doch gefährlich werden kann. Die Radikale töten dann zuerst einzelne Zellen, dann ganze Zellstrukturen, bis schließlich auch ganze Organe betroffen sind. Der Angriff der Radikale erfolgt übrigens hauptsächlich am Tag. Gehen Sie also sehr spät ins Bett, bleibt Ihrem Körper oder den antioxidativen Wirkmechanismen weniger Zeit, sich dagegen zu wehren.

Cortisol, der Muntermacher

Einen wichtigen Part bei der Steuerung unseres Schlaf-Wach-Rhythmus spielt neben Melatonin ein weiteres Hormon:

Cortisol, das in der Nebenniere gebildet wird und ab 4:00 Uhr in der Früh seine Tätigkeit aufnimmt, bis es gegen 8:30 Uhr seinen Höhepunkt erreicht. Je weiter der Tag voranschreitet, umso mehr sinkt der Cortisolwert, um Mitternacht hat er seinen Tiefststand erreicht. Während Melatonin also dafür sorgt, dass wir müde werden, bewirkt Cortisol das genaue Gegenteil: Es hilft uns beim Aufwachen und bringt uns am Morgen auf Touren.

Austricksen lässt sich unsere innere Uhr übrigens nicht. Vielleicht haben Sie schon einmal versucht – aus welchen Gründen auch immer –, am frühen Nachmittag, wenn die Sonne hell ins Zimmer scheint, einzuschlafen? Jalousien oder Rollläden runter, Schlafmaske auf, trotzdem keine Chance? Falls Sie eine ähnliche Situation schon erlebt haben, können Sie sich in das Dilemma von Schichtarbeitern gut hineinfühlen. Sie müssen schlafen, haben aber größte Schwierigkeiten, müde zu werden. In der Regel benötigen sie mehrere Tage, um sich auf diesen neuen, selbst auferlegten Rhythmus einzustellen.

Ernährung beeinflusst innere Uhren

Die Rolle der „slave clocks" darf übrigens auch nicht unterschätzt werden. Wie sich in jüngeren Studien herausgestellt hat, werden diese Nebenuhren in den Organen vor allem durch unsere Ernährung beeinflusst. Unser Essverhalten wird somit zu einem Schlüssel-Synchronizer für die peripheren Uhren. (Johnston et al. 2016) Denn auch die Hormone, die unseren Hunger, unsere Sättigung oder den Stoffwechsel steuern, folgen einem bestimmten Rhythmus. Die wichtigsten unter ihnen sind Cortisol, Ghrelin, Insulin und Leptin.

Cortisol fördert unseren Fettstoffwechsel und reguliert unseren Kohlenhydrathaushalt. Wie Sie gerade gehört haben, ist der Cortisolwert in der Früh am höchsten und erreicht bis zum Abend und zur Nacht hin seinen absoluten Tiefststand. Sie können sich also vorstellen, was mit einem üppigen Abendessen passiert.

Dass Sie regelmäßig Hunger verspüren, verantwortet übrigens das Hormon *Ghrelin*, das uns tagsüber ca. alle sechs Stunden signalisiert: Es ist wieder an der Zeit, etwas zu essen. Nach der Mahlzeit sinkt es rapide, um dann nach sechs Stunden seine Signale erneut auszusenden. Ein Tipp: Wenn das Essen sehr proteinreich war, sinkt der Wert schneller. Ein Plus für Ihre Figur.

Unser Sättigungsgefühl dagegen wird von *Leptin* gesteuert, das zwischen Mitternacht und den frühen Morgenstunden seinen höchsten Wert erreicht. Dank dieses Appetitzüglers wachen wir in der Nacht auch nicht auf, weil uns der Hunger plagt.

Seinen eigenen Rhythmus kennt auch *Insulin*, das Hormon in unserer Bauchspeicheldrüse, das drei Mal am Tag rhythmisch produziert wird, und zwar unabhängig von unserer Nahrungsaufnahme. Seine zyklische Ausschüttung erfolgt zeitlich übrigens zu den drei Hauptmahlzeiten Frühstück, Mittag- und Abendessen. Das, was wir zu diesen Zeiten essen, wird dank des Insulins als Energie und Nährstoff in unsere Zellen transportiert. Wird zu viel Insulin produziert, was von der Zusammensetzung der Speisen abhängt, wird der Überschuss, das heißt die nicht in die Zellen geschleuste Energie, als Speicherfettdepot angelegt.

Vorsicht: Snacks

Wenn wir zwischen den Hauptmahlzeiten immer wieder zu einem Snack greifen, kommt das Insulin von seinem Allzeithoch nicht herunter. Die Folge: Unsere Fettdepots nehmen wiederum zu. Lassen wir auch in der Nacht den Kühlschrank nicht geschlossen oder fällt unser Abendessen regelmäßig besonders kohlenhydratreich mit Nudeln und Kartoffeln aus, wird sofort Insulin ausgeschüttet – allerdings zu einer Zeit, zu der wichtige metabolische Prozesse im Körper bereits auf nächtlicher Sparflamme laufen. Eine Kettenreaktion wird ausgelöst: Ghrelin und Leptin werden völlig aus ihrem Rhythmus gebracht und auch der Schlaf wird nachweislich negativ beeinflusst. Als sehr ernste Konsequenz kann sich unser Körper durch das ständig präsente Insulin an diesen Zustand gewöhnen, was zu Diabetes und seinen Folgeerkrankungen führen kann. Neueste Studien haben darüber hinaus noch etwas Weiteres entdecken können: Nehmen wir einen Snack zwischen den Mahlzeiten zu uns, können sich die Uhren in den Organen diesen Zeitpunkt merken und fordern uns quasi auch am nächsten Tag wieder auf, etwas zu essen, auch wenn wir dies eigentlich nicht wollen. Somit entsteht ein Teufelskreis. (Fauteck & Platzer 2016)

Sie sehen schon: Es kommt für die perfekte Taktung unserer inneren Uhren nicht nur darauf an, wann wir essen, sondern auch, was wir zu uns nehmen. Wenn wir unsere abendliche Kalorienzufuhr reduzieren, zahlt sich das übrigens gleich mehrfach aus – nicht nur für unseren Bauch- oder Hüftumfang: So hat eine jüngere Studie beispielsweise ergeben, dass dadurch sowohl die Stimmung und allgemeine Befindlichkeit der Probanden verbessert werden konnte als auch ihre Schlaf- und Lebensqualität sowie ihr

Gesundheitszustand. Zudem konnten die Autoren bei den männlichen Studienteilnehmern sogar einen erhöhten Sexualhormonspiegel durch die Diät beobachten. (Martin et al. 2016)

Endogene und exogene Zeitgeber

Unsere inneren Uhren steuern viele wichtige biologische Prozesse, dabei hat jede Zelle ihren eigenen Rhythmus. – Es entsteht ein komplexes Zusammenspiel. Komplex ist aber auch, wie sich alle diese Uhren und Rhythmen gegenseitig beeinflussen, welche inneren Vorgänge und welche äußeren Einflüsse auf dieses perfekte Zeitsystem wirken.

Worauf es ankommt: Harmonie

Was vielfach bewiesen ist: Die endogenen und exogenen Zeitgeber wirken aufeinander ein, und zwar sowohl positiv als auch negativ. „Bekämpfen" sich die wichtigsten, kann das zu einer internen Desynchronisation führen – ein Zustand, der die verschiedenen Uhren in unserem Körper komplett aus dem Lot bringt. (Asher & Sassone-Corsi 2015) Passiert dies dauerhaft, über einen längeren Zeitraum, können ernste Erkrankungen die Folge sein.

Temperatur als natürlicher Taktgeber

Dass Licht und unsere Ernährung wichtige exogene Zeitgeber für unsere inneren Uhren sind, wissen Sie bereits. Auch dass viele Hormone, wie das Nachthormon Melatonin, als endogener, also innerer Schrittmacher wirkt, haben Sie schon gehört.

Heizen Sie Ihr Schlafzimmer? Oder bevorzugen Sie es eher kühl? Denn nicht nur Licht, auch die Temperatur hat als exogener Zeitgeber einen großen Einfluss auf unsere inneren Uhren. So beeinflusst sie manche hormonellen Prozesse in unserem Körper, wie zum Beispiel die Freisetzung von Melatonin. Und auch unsere Gefäße reagieren auf die geänderte Temperatur: Da abends und nachts die Außentemperatur am niedrigsten ist, passt sich unser Körper dem an und die Gefäße in unserem Körper ziehen sich zusammen.

Das Problem: Wir stellen, dank Klimaanlage und Heizung, einen künstlichen Zustand in unserem Zuhause her, der den natürlichen Temperaturrhythmus manipuliert. Studien haben aber gezeigt, dass unsere inneren Uhren durchaus auf den Wechsel von Wärme und Kälte reagieren. (Spörl et al. 2011) Wenn Sie Ihrem Schlaf etwas Gutes tun wollen oder unter Schlafproblemen leiden: Versuchen Sie doch, Ihre Schlafzimmertemperatur auf 18 Grad zu senken.

Zelluläre Mechanismen: Das Gen-Netzwerk

Die Chronobiologie steuert nicht nur unsere Aktivitäts- oder Ruhephasen, sondern auf genetischer und molekularer Ebene auch alle Vorgänge *in* unserem Körper. Das bedeutet: Alle Zellen, Proteine, Aminosäuren, also die kleinsten Einheiten in unserem Organismus, folgen einem bestimmten Rhythmus, der sich wie ein Uhrwerk wiederholt. Man könnte auch sagen: Jede Zelle hat ihre eigene Uhr, die – wie Sie wissen – alle von unserer Hauptuhr, dem SCN, synchronisiert bzw. gesteuert werden.

Unsere Zellen fungieren als kleiner Motor für alle Vorgänge in unserem Körper, jede einzelne Zelle erfüllt wichtige, ganz unterschiedliche Aufgaben: beispielsweise, dass wir nach dem Essen Energie gewinnen, die Nahrung verdauen und Stoffe, die unser Körper nicht verwerten kann, ausscheiden.

In den Zellen, und zwar in jeder einzelnen, liegt auch unser gesamtes Erbgut, also unsere Gene. Die Genfunktionen werden durch bestimmte Zellaktivitäten gesteuert, oder vereinfacht ausgedrückt: zu bestimmten Zeiten ein- und später wieder ausgeschaltet. Denn nicht alle Gene sind in permanentem Einsatz, manche sind für den Stoffwechsel wichtig, andere wiederum für die Zellteilung. Und wieder andere sind für unseren circadianen Rhythmus von Bedeutung. Die wichtigsten bisher bekannten (Uhr-)Gene sind CLOCK, BMAL 1, CRY und die drei Period-Gene PER 1, PER 2, PER 3, deren Zusammenspiel Gegenstand intensivster Forschung war und immer noch ist. (Julian 2017, Oshima et al. 2015, Schmalen et al. 2014) Erstmals wurden diese Gene im Jahr 1984 bzw. 1994 beschrieben, was bekanntlich dann 2017 mit dem Nobelpreis für Medizin ausgezeichnet wurde.

Intelligentes Gensystem

Man könnte auch sagen, unser Körper folgt einem „management on demand". Eine Hautzelle braucht beispielsweise nicht dieselben Gene wie eine Muskelzelle. Daher werden die nicht gebrauchten Gene stummgeschaltet oder, um den Fachbegriff zu verwenden: methyliert. Dabei docken kleine Moleküle, sogenannte Methylgruppen, an bestimmte Abschnitte der DNA an, dem sogenannten Promotor, der es ermöglicht, dass das nachgeschaltete Gen abgelesen wird oder eben nicht. Die Methylierung des Promotors verhindert in aller Regel, dass das nachfolgende Gen abgelesen wird.

Ein zweites Kontrollsystem zur Ablesung unseres genetischen Codes ist die Acetylierung, bei der Acetylgruppen, also andere kleine Moleküle, an die Proteine andocken, auf die die DNA-Stränge aufgewickelt sind. Man nennt diese Proteine auch Histone. Nur wenn die Histone einen bestimmten Grad an Acetylierung aufweisen, kann überhaupt erst die Ablesung der genetischen Information erfolgen. Interessant in diesem Zusammenhang ist, dass der Zeitpunkt der Nahrungsaufnahme und die Zusammensetzung der jeweiligen Nahrung den Grad der Methylierung und Acetylierung beeinflussen können. Somit erklärt sich, warum die Nahrungsaufnahme das rhythmische Ablesen bestimmter Gene und dadurch auch bestimmte Körperfunktionen beeinflusst.

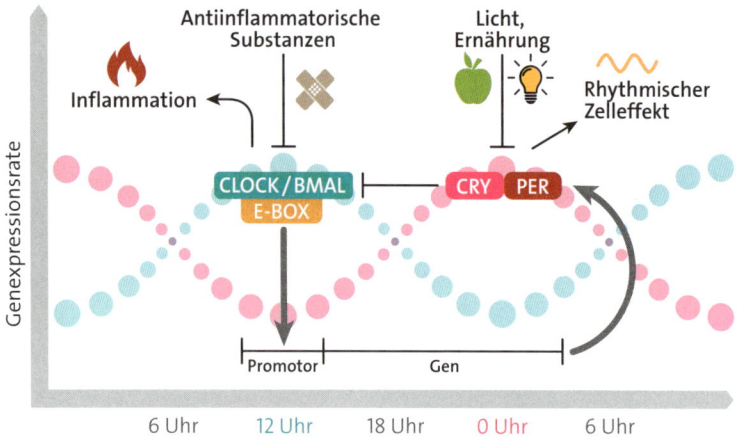

Abb. 6: Feedbackschleifen der Uhrgene
(modifiziert nach Kiss & Ghosh 2016)

Ein dritter Mechanismus, durch den diese rhythmische Genexpression gesteuert werden kann, sind die bereits erwähnten Uhrgene. (Siehe Abb. 6) Vereinfacht dargestellt geschieht dabei Folgendes: Die Gene für CLOCK und BMAL-1 werden im Laufe des Tages immer mehr abgelesen. Ab einer bestimmten Konzentration verbinden sich beide Produkte und fangen nach und nach an, die Gene für PER und CRY zu aktivieren. Wenn die Endprodukte dieser Gene eine bestimmte Konzentration in der Zelle erlangt haben, was meistens in der Nacht erreicht wird, verbinden sich auch diese zu einer Doppelstruktur und beginnen, die Ablesung von CLOCK und BMAL-1 zu unterbinden. Sobald diese Blockade erfolgreich ist und die Konzentration von CLOCK bzw. BMAL-1 abgesunken ist, fehlt der Stimulus zur Ablesung von PER bzw. CRY und auch sie werden von der Zelle zerstört. Damit kann die Ablesung von CLOCK und BMAL-1 wieder von vorne anfangen bzw. der Rhythmus beginnt erneut.

Sowohl CLOCK/BMAL-1 als auch PER/CRY beeinflussen sich jedoch nicht nur gegenseitig, sondern jeweils auch bestimmte andere Gene. Somit überträgt sich die Rhythmik der Uhrgene auf fast alle anderen Gene, je nachdem ob sie eher von dem einen oder von dem anderen Uhrgenprodukt angeregt oder unterdrückt werden.

Uhrgene sind flexibel

Was dieses faszinierende Zusammenspiel ebenfalls auszeichnet: Die Uhrgene sind flexibel und reagieren auf die jeweiligen (System-)Anforderungen. Ein Beispiel: Unsere Körpertemperatur sinkt in der Nacht, kann aber auch durchaus flexibel sein, wenn unser Körper das braucht, zum Beispiel bei Fieber und Infektionen.

In einem sehr komplexen Vorgang steuern genau diese Gene sogenannte Feedbackschleifen, die einen 24-Stunden-Zyklus und damit einen circadianen Rhythmus durchlaufen. Dieser Rhythmus verläuft vielleicht einmal schneller oder langsamer oder mit zeitlicher Verschiebung – je nach äußerem oder innerem Einfluss, aber stets mit dem identischen Grundprinzip, der sogenannten Genexpression. Stellen Sie sich dazu mehrere Zahnräder vor, die aufeinander einwirken.

Koordination der Gene

Worauf es bei diesem Vorgang ankommt, ist ein zeitlich perfekt abgestimmtes Netzwerk, das heißt, die Gene müssen zur richtigen Zeit abgelesen werden. Wie Sie wohl schon vermuten, wird dieses System beeinflusst: und zwar von endogenen und exogenen Faktoren. Beide funktionieren als Zeitgeber, die den Zeitplan beeinflussen können.

Unsere Organe koordinieren all diese Aktivitäten untereinander, eben durch die Uhrgene und andere Gene, die sich abstimmen, sich synchronisieren. Zurück zu unserem Temperatur-Beispiel: Wenn die Körpertemperatur in der Nacht sinkt, kann die Leber diese Zeit nutzen, um sich zu reinigen bzw. zu entgiften. Sie sehen schon: Unser Organismus funktioniert nach einem überaus komplexen System, bei dem jeder Baustein seine eigene Rolle und seinen spezifischen, vorgesehenen Einsatz hat. – So der Idealfall.

Was aber ist, wenn ein Rhythmus durch eine Änderung in unserem Körpersystem nicht mehr so funktioniert, wie er sollte? Mutter Natur hat auch für diesen Fall vorgesorgt: Alle Rhythmen sind adaptierbar – wir nennen das Plastizität –, was wichtig für unseren Körper und seine Vorgänge ist, denn unser System ändert sich, zum Beispiel, weil wir älter werden.

Etwas anders reagieren unser Rhythmus und somit auch unsere Gene auf äußere Einflüsse, etwa wenn wir Schichtdienst leisten, wenn wir im Urlaub über mehrere Zeitzonen fliegen oder wenn unsere Lebensweise sich ändert, zum Beispiel durch falsche, ungesunde Ernährung, zu wenig Sport usw. Mit all diesen Faktoren beschäftigt sich seit geraumer Zeit die Epigenetik, ein junger Wissenschaftszweig, der erforscht, welchen Einfluss die Umwelt auf unsere Gene hat und wie sich die Gene dadurch steuern bzw. ein- und ausschalten lassen. Auch wenn zurzeit noch vieles erforscht werden muss, so steht dennoch fest: Viele Umweltfaktoren haben einen direkten Einfluss auf unsere inneren Uhren. Manche dieser Impulse verkraftet der Körper gut und profitiert sogar davon. Andere hingegen stören das Zusammenspiel der unterschiedlichen Uhren massiv und bringen den Rhythmus aus dem Takt – mit all seinen Konsequenzen.

Die Welt ist voller Rhythmen

Ebbe und Flut, die Jahreszeiten oder das regelmäßig wiederkehrende Hungergefühl: Alles in unserer Welt folgt einem Rhythmus. Manche dieser Rhythmen erzeugt unser Körper selbst, also endogen, andere werden von äußeren Einflüssen, also exogen, gesteuert, wie Sie bereits wissen. Was sie gemeinsam haben: Die meisten von ihnen stehen im Wechselspiel mit wieder anderen Rhythmen, die sich alle gegenseitig beeinflussen und regulieren.

Die Chronobiologie kennt viele (Körper-)Rhythmen, die unterschiedlich lange dauern und unterschiedliche Bedeutungen und Auswirkungen auf unseren Organismus und damit auf unsere Gesundheit haben. Denken Sie an den Tag-Nacht-Rhythmus, der, vereinfacht ausgedrückt, dafür sorgt, dass wir abends müde und morgens wach werden. Der Wechsel von Hell und Dunkel synchronisiert zugleich viele andere körpereigenen Rhythmen.

Circadiane Rhythmen

Unsere Körpertemperatur und Motorik, sogar unsere Schmerzempfindlichkeit oder Leistungsfähigkeit – all das wird von sogenannten circadianen Rhythmen gesteuert. Gemeint ist damit ein biologischer Rhythmus, der einem 24-Stunden-Tag gleichkommt. Der wichtigste circadiane Rhythmus für uns Menschen ist der Schlaf-Wach-Rhythmus mit Licht als dem stärksten äußeren Taktgeber.

Auch viele Hormone in unserem Körper werden in einem 24-Stunden-Zyklus ausgeschüttet, etwa jene, die wichtig für den Verdauungsprozess sind. Funktioniert unser Rhythmus aber nicht, wie er sollte, sind Verdauungsstörungen oder Sodbrennen vorprogrammiert. Auch das Reizdarmsyndrom mit Durchfall steht nachweislich mit einer gestörten circadianen Rhythmik in Zusammenhang. (Vaughn et al. 2014) Unsere Insulintoleranz und unser Blutzuckerspiegel folgen übrigens ebenso einer 24-Stunden-Uhr. Wenn Sie an Diabetes leiden, wissen Sie, dass sich Ihre Blutzuckerwerte im Laufe eines Tages verändern, morgens beispielsweise höher sind als am Nachmittag. Stören wir nun diesen metabolischen Rhythmus, zum Beispiel weil wir zwischendurch mal schnell zu einem Snack greifen, kann das langfristig Konsequenzen haben – und zwar nicht nur auf die Anzeige der Waage.

Speziell wenn Sie eine Frau sind, dürfte Sie das Folgende besonders interessieren: Auch unsere Haut hat ihren eigenen circadianen Rhythmus – und damit bestimmte Zeiten, wann sie besonders aufnahmebereit für Pflege, Reinigung und andere Schönheits- und Verjüngungsmaßnahmen ist. Verwenden Sie in der Früh und am Abend ein und dieselbe Creme? Vielleicht in jungen Jahren, doch je älter wir werden, umso eher entscheiden wir uns am Ende des Tages meist für ein reichhaltigeres Produkt, morgens kommen wir meist mit einem leichten Fluid aus. Und das ist gut so. Denn ab 18:00 Uhr beginnt unsere Haut, sich zu erneuern. – Die beste Zeit für Peeling, Dampfbad und Gesichtsmaske.

Ultradiane Rhythmen

Der ultradiane Rhythmus hingegen bezeichnet eine Zeitspanne von weniger als 24 Stunden, der auch als 12-Stunden-

Rhythmus bezeichnet wird und eine größere Bedeutung für unsere Gesundheit hat, als bisher angenommen wurde. Denn viele Körperprozesse folgen dem ultradianen Rhythmus. Sind Sie den ganzen Tag voller Tatendrang? – Wohl kaum. Eher fühlen Sie sich vermutlich um die Mittagszeit am fittesten, am späten Nachmittag hingegen unkonzentrierter. Dieses Beispiel zeigt schon: Unsere Leistungsfähigkeit folgt dem ultradianen Rhythmus, ebenso unsere Körpertemperatur, der Blutdruck oder auch unser Stoffwechsel. Wie Untersuchungen gezeigt haben, folgen ca. 3.000 Gene dieser 12-Stunden-Uhr, und zwar völlig unabhängig vom circadianen Rhythmus. (Zhu et al. 2017)

Auch unsere mentale Gesundheit scheint in engem Zusammenhang mit den ultradianen Rhythmen zu stehen – so das Ergebnis einer anderen Studie. (Blum et al. 2014) Der Neurotransmitter Dopamin, der eine wichtige Rolle für unsere geistige Gesundheit spielt, reguliert wiederholt, im Laufe eines Tages, unseren 24-Stunden-Rhythmus. Kommt es zu Störungen dieser ultradianen Regelmäßigkeiten, etwa durch Schichtarbeit, kann dies ernste Folgen haben: Zahlreiche Untersuchungen haben festgestellt, dass ein Ungleichgewicht im Dopaminhaushalt bei vielen neuropsychiatrischen Erkrankungen, von Schizophrenie bis hin zu bipolaren Störungen, maßgeblich beteiligt ist.

Infradiane Rhythmen

Bei einem Rhythmus, der mehr als 24 Stunden umfasst, sprechen wir von einem infradianen Rhythmus. Er wiederholt sich alle paar Tage, Wochen oder Monate. Denken Sie zum Beispiel an den Zyklus der Frau, der etwa 28 Tage dauert. Auch die Darmentleerung oder einige Sexualhormone werden vom infradianen Rhythmus gesteuert.

Wie wichtig ein gesunder, aufrechter infradianer Rhythmus ist, zeigt sich in Untersuchungen von Frauen mit Kinderwunsch. Denn wird der Menstruationszyklus aus dem Takt gebracht, kann dies Folgen für die Fruchtbarkeit haben. Vielleicht haben Sie als Frau schon erlebt, dass sich Ihr Zyklus nach einem langen Urlaub in Übersee verschoben hat? Auch zu viel Stress oder eine länger dauernde anstrengende körperliche Tätigkeit können dafür verantwortlich sein, dass sich Ihre Menstruation verschiebt oder sogar ausbleibt. – Verantwortlich dafür ist eine Störung des infradianen Rhythmus. (Vgl. z. B. Boden et al. 2013, Reiter et al. 2014a)

Circannuale Rhythmen

Circannuale Rhythmen, die ca. zwölf Monate umfassen, begleiten uns durch das ganze Jahr, zum Beispiel in Form der Jahreszeiten. Natürlich wirken auch sie sich auf unseren Körper aus. – Sind Sie eher der Sommer- oder Wintertyp? Wann fühlen Sie sich leistungsfähiger oder sind besser gelaunt? Oder gehören Sie zu jenen Menschen, die an jeder Saison Gefallen finden?

Fest steht: Die Jahreszeiten wirken auf unsere Stimmung und auch auf unser Immunsystem, bei dem einen mehr, bei der anderen weniger. Rund 25 Prozent aller Menschen spüren den circannualen Rhythmus, zum Beispiel indem sie ein größeres Schlafbedürfnis in der kalten Jahreszeit haben oder mehr Appetit auf leichte Speisen, wenn der Frühsommer angebrochen ist.

Eine der bekanntesten Erkrankungen, die mit Jahreszeiten in Verbindung gebracht werden, ist die saisonal-affektive Störung oder saisonal abhängige Depression – kurz: SAD –, die ganz ähnliche Symptome wie eine Depression zeigt, allerdings nur in den Wintermonaten auftritt. Chronobiologische Studien haben wiederholt bestätigt, dass dies mit den veränderten Lichtverhältnissen in dieser Zeit zusammenhängt. Denn sie beeinflussen wiederum den Melatonin-, aber auch den Serotoninspiegel, beides wichtige Hormone für unsere mentale Gesundheit. (Mc Mahon et al. 2016)

Physiologische Rhythmen des Körpers

Jeder von uns hat seine festen Gewohnheiten, mit Tätigkeiten, die sich nach einem bestimmten Tagesplan richten. Das gilt auch für unsere Organe, die oftmals ihrem eigenen 24-Stunden-Zyklus folgen, in dem die unterschiedlichen biologischen Vorgänge im Körper aktiv sind oder aber pausieren. Denken Sie an das letzte Fiebermessen: War Ihre Temperatur morgens ähnlich hoch wie am späten Nachmittag? Wie sah sie in der Nacht aus? Sollten Sie regelmäßig Sport betreiben: Wann sind Sie besonders leistungsfähig? Oder wann sind Sie in besonderer Kuschelstimmung?

Auch unser Gehirn arbeitet während eines Tages nicht immer gleich effizient, was Sie vermutlich bereits an sich selbst beobachtet haben: Wann können Sie besser oder kreativer denken und sich besser konzentrieren? Mittags oder am Vormittag?

Die chronobiologische Uhr

Die folgende Übersicht (siehe Abb. 7) zeigt exemplarisch, was in unserem Körper im Laufe eines Tages vor sich geht. Bitte bedenken Sie dabei: Je nachdem, ob Sie eher ein Morgen- oder Abendmensch sind, verschieben sich die Vorgänge.

7:00 Uhr: Unser Körper produziert weniger Melatonin, das Blut wird stark von Sexualhormonen durchmixt, deren Wert befindet sich auf dem Höchststand: die beste Zeit für Sex. Unsere Schmerzempfindlichkeit ist hoch.

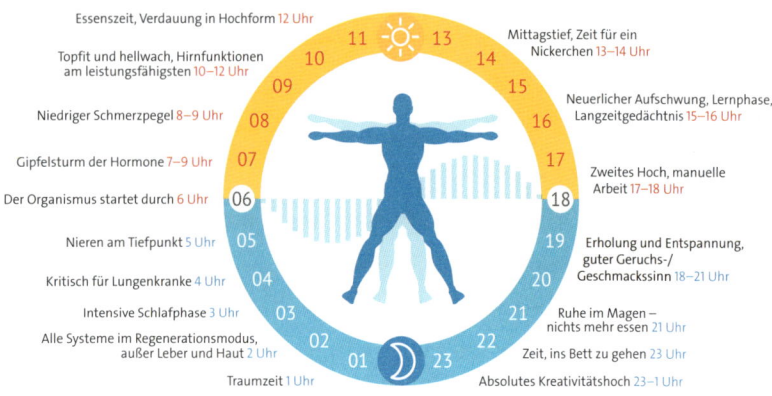

Abb. 7: Die chronobiologische Uhr

8:00 Uhr: Die Cortisolwerte erreichen ihren Topwert: Auch die „Eulen" unter Ihnen (siehe Test 1, S. 55) sollten jetzt so richtig munter sein. Das Verdauungssystem beginnt seine Arbeit und ist höchst aktiv, darum: ausreichend frühstücken! Die Schmerzempfindlichkeit ist weiterhin hoch: Besonders wirksam ist nun der Kältereiz zur Überprüfung eines Zahns. Schon seit 90 Minuten ist unsere geistige Leistungsfähigkeit in Topform, nun folgt der erste Tiefpunkt. Das Risiko für einen Schlaganfall oder Herzinfarkt ist besonders hoch.

9:00 Uhr: Jetzt ist der beste Zeitpunkt für Impfungen, auch wenn die Schmerzempfindlichkeit weiterhin hoch ist. Unsere Kreativität und unsere geistigen Fähigkeiten steigen rasch an. Für das Herz ist diese Zeit nach wie vor kritisch.

10:00 Uhr: Unsere geistigen Fähigkeiten sind nun besonders hoch, vor allem das Kurzzeitgedächtnis. Die Schmerzempfindlichkeit ist ebenfalls weiterhin ausgeprägt.

11:00 Uhr: Das Gehirn regiert nun über den Körper. Wir reagieren noch immer empfindlich auf Schmerz.

12:00 Uhr: Unser geistiger Höhenflug erlebt einen Tiefpunkt. Dafür ist der Magen bereit für Höchstleistungen.

13:00 Uhr: Der Stoffwechsel unserer Organe und das Herz-Kreislauf-System laufen auf Sparflamme.

14:00 Uhr: Die Körpertemperatur ist jetzt um 2 Grad höher als beim Aufwachen. Die Muskeln sind darum wärmer und beweglicher: ab ins Fitnessstudio, denn auch die Verletzungsgefahr ist dadurch geringer. Leber und Gallenblase sind in Topform.

15:00 Uhr: Vereinbaren Sie im Idealfall einen Zahnarzttermin für diese Uhrzeit. Denn jetzt sind wir am schmerzunempfindlichsten. Weiterhin die beste Zeit für Sport. Falls Sie dabei etwas außer Atem kommen, wundern Sie sich nicht: Die Atemfrequenz ist nun am höchsten. Wir schwitzen auch mehr, da die Schweißdrüsen ihre stärkste Sekretion entwickeln. Außerdem verfügen wir jetzt über eine schnelle Reaktion, weil das Gehirn mit maximalen Mengen an Sauerstoff versorgt wird. Sie wollen Ihr Erinnerungsvermögen unterstützen? – Jetzt ist die beste Zeit dafür, um wichtige Inhalte im Gedächtnis zu behalten. Alle Verdauungsvorgänge sind nun abgeschlossen, der Magen-Darm-Trakt wird nur gering durchblutet.

16:00 Uhr: Wir erleben einen neuerlichen geistigen Höhenflug. Auch Zusammenhänge stellen wir nun am leichtesten her, denn wir treten in die „philosophische Phase" des 24-Stunden-Zyklus ein. Langsam steigen Körpertemperatur, Herzfrequenz und Blutdruck wieder an. Die Magenschleimhaut beginnt ebenfalls wieder mit ihrer Arbeit und setzt Magensäure frei. Ein Magendurchbruch tritt jetzt fünfmal häufiger auf.

17:00 Uhr: Die Lunge versorgt unsere Zellen nun optimal mit Sauerstoff. Die Herzleistung und die Kraft der Muskeln sind in Bestform, darum auch weiterhin eine gute Zeit fürs Fitnesstraining. Magensäure wird nach wie vor produziert.

18:00 Uhr: Sie wollen Ihrer Haut etwas Gutes tun? – Jetzt ist die beste Zeit für eine nährende Maske oder ein Peeling. Noch bis 4:00 Uhr in der Früh erneuert sich die Haut. Der Harndrang ist nun am stärksten. Auch die Leber arbeitet auf vollen Touren und entgiftet zum Beispiel Alkohol am schnellsten. Sie nehmen Medikamente gegen Asthma, Heuschnupfen oder rheumatische Erkrankungen? – Ihre Wirksamkeit ist jetzt am höchsten. Produziert wird weiterhin Magensäure.

19:00 Uhr: Der Körper hat jetzt seine höchste Tagestemperatur erreicht. Die Leber – und damit die Entgiftung – ist in Bestform. Vorsicht ist geboten, wenn Sie Allergiker sind: In den nächsten vier Stunden reagieren Sie besonders sensibel auf allergische Stoffe. Eine kritische Phase erreichen auch Patienten mit Magengeschwür.

20:00 Uhr: Unser Blutdruck und unser Herzschlag signalisieren dem Körper nun: Ruhezeit. Ein entspannendes Bad wirkt daher besonders gut. Weiterhin leistet die Leber effektive Entgiftungsarbeit, Magensäure wird nach wie vor freigesetzt. Das Langzeitgedächtnis ist jetzt am produktivsten.

21:00 Uhr: Die Schmerzempfindlichkeit steigt rasant. Im Steigen ist auch der Melatoninspiegel in unserem Körper. Die Nieren reduzieren die Urinproduktion. Magensäure wird weiterhin produziert, auch Allergiker müssen nach wie vor auf der Hut sein.

22:00 Uhr: Der Stoffwechsel läuft auf Sparflamme, viele Organe, die daran beteiligt sind, sind bereits nicht mehr aktiv, darunter der Darm. Ein Grund auch, warum das Abendessen eher leichter ausfallen sollte! Achtung: Allergiker reagieren jetzt besonders sensibel! Erste Schlafstunde.

23:00 Uhr: Die Melatoninproduktion arbeitet auf Hochtouren: Jetzt schnellt der Pegel des Schlafhormons auf das Achtfache des Tagespensums. Ab sofort schalten viele Organe in ihren Nachbetrieb. Die Allergieanfälligkeit nimmt zu. Alle Körpersysteme, die der Krankheitsabwehr dienen, sind im Regenerationsmodus.

24:00 Uhr: Jetzt stecken wir mitten im zweiten Schlafzyklus. Die Muskeln erschlaffen, die Denkfähigkeit befindet sich am tageszeitlichen Tiefpunkt. Auch die Cortisolwerte erreichen ihren Tiefststand.

1:00 Uhr: Viele Prozesse im Körper arbeiten schon wieder auf Hochtouren, vorbei ist die biologische Auszeit. Die Immunabwehr beispielsweise ist bereits sehr aktiv, ebenso die Zellen, um Krankheitserreger abzuwehren. Allerdings: Auch die Schmerznerven sind in Topform.

2:00 Uhr: Um diese Zeit ist die Übermüdung am höchsten. Sollten Sie wach sein, ist die Gefahr für Unfälle jetzt besonders hoch. Wenn Sie schlafen, beginnt nun die dritte Tiefschlafphase.

3:00 Uhr: Die Konzentration lässt nach, der Blutdruck sackt ab, was sogar leidenschaftliche „Eulen" zu spüren bekommen. Die Schmerzempfindlichkeit ist nach wie vor hoch, der Magen-Darm-Bereich wird maximal durchblutet.

4:00 Uhr: Die Körpertemperatur liegt jetzt bei ca. 36,5 Grad und erreicht damit ihren Tiefpunkt. Vorsicht ist für Asthmatiker geboten: Attacken haben um diese Zeit eine sehr starke Wirkung. Auch die Schmerzempfindlichkeit ist nach wie vor sehr hoch, dafür nimmt sich die Lunge eine Auszeit und reduziert ihre Leistung. In der nächsten Stunde steigt das Cortisol im Körper zunehmend und leitet damit den Aufwachprozess ein.

5:00 Uhr: Alle Regulationssysteme arbeiten auf Hochtouren, um das Aufwachen einzuleiten. Der Blutdruck steigt, Hormone gelangen in den Blutkreislauf. Wer noch immer die Nacht zum Tag macht: Jedes Promille Alkohol wirkt doppelt so schnell.

6:00 Uhr: Wir sind weiterhin sehr schmerzempfindlich. Auf den Entbindungsstationen herrscht jetzt übrigens Hochzeit: Die meisten Babys kommen um diese Zeit zur Welt.

Wie Sie sehen können, funktionieren die Mechanismen in unserem Körper nach einem perfekt eingespielten Zeitplan, und das täglich. Bitte beachten Sie dabei, dass dieses Schema natürlich nur eine grobe Einteilung darstellt, denn jeder von uns besitzt einen individuellen Rhythmus mit zeitlichen Variationen.

Dass auch wöchentliche und monatliche, sogar Jahresrhythmen unseren Organismus beeinflussen, haben Sie bereits erfahren. Jeder einzelne hat bedeutende Auswirkungen auf unsere Gesundheit. Umso wichtiger ist es, dafür zu sorgen, dass alle diese Rhythmen ungestört ablaufen können.

Chronotypen

Jeder Mensch ist individuell – auch, was die inneren Uhren betrifft. Denn wir leben alle keineswegs nach denselben Rhythmen, sondern haben unsere eigenen Routinen und Zyklen, in denen wir uns leistungsfähig, kreativ oder müde fühlen. Schon Archilochos von Paros (680 bis 645 v. Chr.) wusste um die Bedeutung der persönlichen Rhythmik, wenn er meinte: „Erkenne, welcher Rhythmus die Menschen beherrscht." Zurzeit existieren unterschiedliche Modelle, nach denen wir unterschiedlichen Chronotypen zugeordnet werden können.

Das europäische Modell: Lerche und Eule

Sind Sie eher ein früher Vogel, der in der Früh nicht schnell genug aus dem Bett kommt? Oder zählen Sie zu jenen Menschen, die weit nach Mitternacht noch nicht ans Schlafen denken, morgens aber dafür dann einfach nicht in die Gänge kommen?

Die Wissenschaft unterscheidet nach der je optimalen Tagesaktivitätszeit zwischen unterschiedlichen Chronotypen: Lerche und Nachtigall bzw. Eule. – So die gängige Differenzierung im europäischen Raum. Diese Anleihen aus der Natur kommen nicht von ungefähr: Denn während die Lerche noch vor Sonnenaufgang den neuen Tag begrüßt, fühlen sich die Eulen bei tiefster dunkler Nacht am wohlsten und aktivsten. Mischtypen sind üblich, ja sogar die Regel. (Siehe Abb. 8)

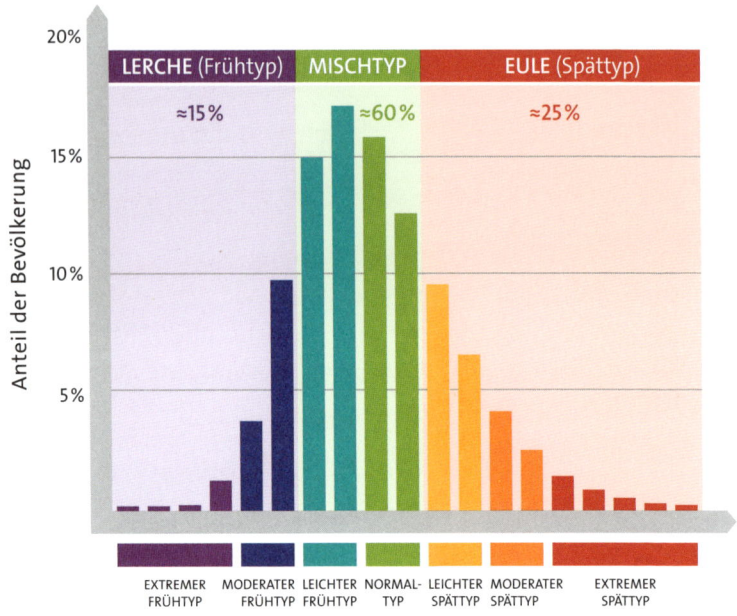

Abb. 8: Schlaftypen: Gewichtung nach Morgen- (Lerche),
Abend- (Eule) und Mischtypen

Lerche: Der frühe Vogel fängt den Wurm

Typische Morgenmenschen springen in der Früh voller
Tatendrang aus dem Bett, sind vor allem in der ersten Tageshälfte am aktivsten, dafür aber spätestens nach dem Haupt-
abendfilm im Bett. Feiern bis in die Morgenstunden? – Damit
hat die Lerche keine rechte Freude. (Siehe Test 1)

Zahlreiche chronobiologische Studien beschäftigen sich
seit vielen Jahren mit den jeweiligen (Extrem-)Typen und
ihren Unterschieden: So sollen Lerchen bessere Noten in
der Schule haben (Randler 2017), pünktlichere Menschen
sein (Werner et al. 2014), proaktiver (Randler 2009) und

Test 1: Welcher Chronotyp sind Sie: Nachtigall, Lerche oder Mischtyp?

❯ Morgens früh aufzustehen macht mir überhaupt nichts aus.
Ⓐ Trifft zu   Ⓑ Trifft nicht zu

❯ Abends gehe ich lieber zwischen 21:00 und 22:00 Uhr zu Bett.
Ⓐ Trifft zu   Ⓑ Trifft nicht zu

❯ Vor dem Einschlafen lese ich noch mindestens eine halbe Stunde.
Ⓐ Trifft zu   Ⓑ Trifft nicht zu

❯ Abends trinke ich gerne noch das eine oder andere Glas Bier bzw. Wein.
Ⓐ Trifft zu   Ⓑ Trifft nicht zu

❯ An freien Tagen schlafe ich morgens deutlich länger als sonst.
Ⓐ Trifft zu   Ⓑ Trifft nicht zu

❯ Ich liebe es, mich abends noch mit Freunden zu treffen.
Ⓐ Trifft zu   Ⓑ Trifft nicht zu

❯ Wenn der Haushalt nicht wäre, läge ich früher in den Federn.
Ⓐ Trifft zu   Ⓑ Trifft nicht zu

❯ Vor 7:00 Uhr bekommt man mich auch unter der Woche niemals aus dem Bett.
Ⓐ Trifft zu   Ⓑ Trifft nicht zu

❯ Meine Wochenenden nutze ich insbesondere, um endlich auszuschlafen.
Ⓐ Trifft zu   Ⓑ Trifft nicht zu

❯ Ich wache an fünf von sieben Tagen erholt auf.
Ⓐ Trifft zu   Ⓑ Trifft nicht zu

❯ In aller Regel wache ich von selber rechtzeitig auf.
Ⓐ Trifft zu   Ⓑ Trifft nicht zu

❯ Meine Arbeit erledige ich am Vormittag am effizientesten.
Ⓐ Trifft zu   Ⓑ Trifft nicht zu

❯ An Silvester plane ich, wenn möglich, ein Nickerchen am Nachmittag ein.
Ⓐ Trifft zu   Ⓑ Trifft nicht zu

Testauswertung: Welcher Chronotyp sind Sie?

Für erwachsene Menschen scheint es schlafmedizinischen Forschungen zufolge zwei Phasen des Schlafes zu geben. Zum einen zählen die ersten vier Stunden zu der sogenannten Vitalschlafphase. Diese Schlafphase ist für die Regeneration und Erholung, die Verarbeitung der wichtigsten Erlebnisse des Tages ein absolutes Muss. Alle weiteren Stunden des Schlafes bezeichnet man beim Erwachsenen dann als Optionalschlaf. Auch er dient der Gesunderhaltung des Organismus und dem Verarbeiten von Erlebnissen des Tages. Seine zeitliche Ausdehnung sowie seine Verfügbarkeit sind jedoch nicht unabdingbar. Gerade aber die Ausschöpfung dieses Optionalschlafes scheint im subjektiven Empfinden den großen Unterschied zu markieren zwischen den als Nachtigall und als Lerche bezeichneten zwei Schlaftypen.

Die in einer jüngeren Studie festgestellten Unterschiede der Stoffwechselparameter bei Nachtigall und Lerche – in dem Sinne, dass Spät-zu-Bett-Geher tendenziell einen höheren BMI sowie Bauchumfang, aber auch morgens nüchtern höhere Blutfettwerte und Insulinspiegel haben – können zwei Fakten zum Hintergrund haben: Zum einen ist im Wachzustand der Energieverbrauch höher als im Schlaf. Das drückt den Zuckerspiegel und regt die Zuckerneubildung an. Zum anderen kann dies jedoch zu einer späten zusätzlichen Nahrungsaufnahme führen. Auch dann ist der Weg Richtung höhere Blutfettwerte etc. garantiert.

Hinsichtlich der Zusammensetzung der Mahlzeiten hat es keinen Einfluss, welchem Typ Sie angehören. Lediglich der Zeitpunkt, wann die entsprechenden Mahlzeiten idealerweise eingenommen werden sollten, ändert sich: Die Lerche isst etwas früher als die Eule, wobei die Pausen zwischen den Mahlzeiten gleich bleiben.

Verpasst die Lerche das im Vergleich zur Nachtigall vorgezogene Frühstück, steigt das Risiko einer die Insulinsekretion stimulierenden Variante. Und auch der Spätaufsteher, der mittags erst frühstückt, sollte für das erste Mahl des Tages bei der insulinschonenderen Frühstücksversion bleiben.

Gesamtergebnis
Mehr A-Antworten: Lerche

Mit Ihren Antworten haben Sie mehrheitlich Hinweise dafür gegeben, dass Ihr Schlaf-Typ eine überzeugende Lerche ist. Ihr Leistungshoch ist morgens bzw. am Vormittag. Sie kommen relativ leicht zu früher Stunde aus den Federn und sind abends dann rechtschaffen müde. Sie sind froh, wenn Sie dann schlafen gehen können, wenn Ihnen Ihre Müdigkeit es vorgibt. Sie können Ihre Schlafhygiene optimieren, indem Sie frühzeitig zu Abend essen und auch im familiären Umfeld dafür sorgen, dass ab einer relativ frühen Stunde, beispielsweise 21:00 Uhr, Friede und Ruhe einkehrt, sodass Sie Ihrem Rhythmus folgen können.

Mehr B-Antworten: Nachtigall

Sie haben mit Ihren Antworten mehrheitlich Hinweise dafür gegeben, dass Sie die typische Nachtigall, gerne auch Eule genannt, sind. Frühes Aufstehen ist für Sie ein Grauen. Abends könnten Sie noch einmal aufdrehen, unter der Woche brauchen Sie aber auch Ihre Zeit, um „runterzukommen" und entsprechend bald ins Bett zu gehen, um den Zwängen des Alltags mit dem frühen Aufstehen genügen zu können. Nachdem sich auch Ihre Nahrungsaufnahmezyklen entsprechend auf der Zeitachse des Tages nach hinten verschieben, sollten Sie insbesondere mit Ihrem Beruf und den beruflichen Verpflichtungen dafür sorgen, Ihrer Schlafhygiene ein Optimum zu bieten. Das bedeutet konkret die Ausschöpfung des spätesten Arbeitsbeginns bei Gleitzeit und einen Beruf, bei dem Sie erst zu späterer Vormittagsstunde durchstarten müssen. Sofern möglich, ist Spätdienst mit Arbeitsbeginn am Nachmittag und Arbeitsende in den Abendstunden für Sie ein Idealfall.

Gleich viele A- und B-Antworten (+/- 1): Mischtyp
Sie liegen mit Ihren Antworten mehr oder minder in der Mitte
und haben für beide Seiten gleich viele Argumente. Offenbar
gehören Sie zu der Mehrheit der Menschen, die als sogenannte
Mischtypen gelten. Für Sie ist es empfehlenswert, immer
wieder in sich zu gehen und auf sich zu hören, um herauszufinden, in welche Richtung das Zünglein an der Waage bei
Ihnen tatsächlich zeigt. Mehr Nachtigall? Mehr Lerche? Versuchen Sie nach der grundlegenden Feststellung dieser Tendenz
Ihre Schlafhygiene entsprechend zu optimieren.

kooperativer (Díaz-Morales 2007) handeln und eine opti-
mistischere Lebenseinstellung haben (Antúnez et al. 2015)
als ihr Gegenpart, die Eule. Weiters wird ihnen mehr emo-
tionale Intelligenz attestiert (Antúnez et al. 2013), ebenso
ein gesunder Lifestyle mit regelmäßigen Mahlzeiten. Untersuchungen wollen allerdings auch belegen, dass zwanghaf-
tes Verhalten eher unter Morgenmenschen zu finden ist.
(Bullock et al. 2017)

Nachtigall bzw. Eule: die Nachtmenschen
Anders als die Lerche kommt die Eule morgens mehr
schlecht als recht aus den Federn. In den meisten Fällen
dauert es einige Zeit, bis sie während des Tages ihr Leistungshoch erreicht, das sowieso bevorzugt in den Abendstunden
liegt. Nachtaktiv wie seine Entsprechung in der Tierwelt,
kennt dieser Typ keine frühe Bettruhe, zu verlockend sind
die nächtlichen Aktivitäten.

Dafür wird Eulen auch größeres kreatives Potenzial zugeschrieben, sogar intelligenter sollen sie sein, so
das Ergebnis einiger Studien. (Kanazawa & Perina 2009)

Andererseits zeigen Untersuchungen, dass die Abendmenschen in ihrer späten Jugend eher verhaltensauffällig sind, gekennzeichnet durch Aufmerksamkeitsdefizite oder Hyperaktivität. (Merikanto et al. 2017)

Es scheint, dass Eulen auch eher zu Depressionen neigen als typische Morgenmenschen. (Watts & Norbury 2017, Keller et al. 2016, Horne et al. 2016) Warum dem so ist, konnte noch nicht nachgewiesen werden. Eine Ursache könnte darin liegen, dass Eulen sich durch ihren auf die Nacht ausgerichteten Rhythmus zu wenig im Freien aufhalten und dadurch zu wenig Sonne bzw. Tageslicht aufnehmen, was nachweislich ein wichtiger Zeitgeber für einen geregelten Schlaf-Wach-Rhythmus und damit auch für mentale Gesundheit ist.

Eulen haben's schwer

Soziale Faktoren machen Eulen heutzutage meist das Leben schwer: Denn die Kluft zwischen ihrem individuellen, späten Rhythmus und dem für sie (zu) frühen Schul- oder Arbeitsbeginn bringt die innere Uhr dieser Abendtypen gehörig durcheinander. (Merikanto et al. 2015, Keller et al. 2016, Randler et al. 2017) Die Wissenschaft spricht dabei vom sogenannten „social jetlag", der dem Jetlag nach Überseeflügen ähnlich ist und ein permanentes Schlafdefizit für die jeweilige Person bedeutet, mit ernstzunehmenden Folgen für ihre Gesundheit. Viele versuchen am Wochenende, das Minus auf dem Schlafkonto auszugleichen, was die Sache aber keineswegs bessert, ganz im Gegenteil. Experten raten, sich die ganze Woche über, also auch an den freien Tagen, in der gleichen Zeitzone zu halten. (Rutters et al. 2014)

Auch mit dem Lifestyle bzw. den Ernährungsgewohnheiten von Eulen beschäftigen sich in den letzten Jahren zahlreiche Studien. Sie alle kommen zu dem Schluss: Eulen ernähren sich unregelmäßiger als Lerchen, sie essen abends größere Portionen und Speisen mit mehr Fett- und Zuckeranteil als Morgenmenschen. (Maukonen et al. 2017, Lucassen et al. 2013) Menschen, die unter „social jetlag" zu leiden haben, haben meist auch einen höheren BMI – Body Mass Index (Roenneberg et al. 2012), der wiederum in Zusammenhang mit metabolischen Erkrankungen steht, zum Beispiel Diabetes Typ 2 oder Herz-Kreislauf-Erkrankungen.

Eine Erklärung für diese Ergebnisse könnte an der mangelnden Selbstkontrolle am Abend liegen. Denn Studien haben ergeben, dass die Disziplin – in diesem Fall, gesunde Ess-Entscheidungen zu treffen – im Laufe eines Tages abnimmt, in der Früh hingegen bedeutend leichter fällt. (Boland et al. 2013)

US-Modell: Delfin und Wolf, Löwe und Bär

In den USA unterscheidet der amerikanische Schlafmediziner Michael Breus mit Delfin, Löwe, Bär und Wolf gleich vier Chronotypen. Wenn Sie eher ein Nachtmensch sind, werden Sie sich in Delfin und Wolf wiederfinden, die Morgentypen unter Ihnen werden sich dagegen in Löwe und Bär erkennen. (Siehe Test 2)

Die Langschläfer: Delfin und Wolf

Nach Breus sind Delfine leichte Schläfer, die sich beim Erwachen abgeschlagen und unerholt fühlen. Während des Tages sind sie nur in kurzen Schüben produktiv. So richtig in

Test 2:
Bestimmen Sie Ihren Chronotyp nach Breus

Das Breus'sche Modell klärt zunächst, ob Sie ein Delfin sind oder nicht. In einem zweiten Schritt stellt es fest, ob es sich bei Ihnen doch eher um einen Löwen, Bär oder Wolf handelt. Das erste Testergebnis war nicht aussagekräftig genug? – Dann validieren Sie mit dem abschließenden Fragebogen Ihr Ergebnis.

Fragebogen a:
Sind Sie ein Delfin?

> Ich kann beim kleinsten Geräusch oder Lichtschimmer nicht einschlafen oder wache davon auf.
○ richtig ○ falsch

> Essen ist mir nicht so wichtig.
○ richtig ○ falsch

> Meistens wache ich auf, bevor der Wecker piepst.
○ richtig ○ falsch

> Im Flugzeug schlafe ich auch mit Schlafmaske und Ohrstöpseln nicht gut.
○ richtig ○ falsch

> Ich bin oft gereizt, weil ich müde bin.
○ richtig ○ falsch

> Ich mache mir übermäßige Sorgen wegen Kleinigkeiten.
○ richtig ○ falsch

> Ich oder mein Arzt glauben, dass ich zu wenig Schlaf bekomme.
○ richtig ○ falsch

> In der Schule waren mir meine Noten wichtig.
○ richtig ○ falsch

> Ich kann nicht schlafen, weil ich über die Vergangenheit oder die Zukunft nachgrüble.
○ richtig ○ falsch

> Ich bin perfektionistisch.
○ richtig ○ falsch

Auswertung:

Wenn Sie bei sieben oder mehr dieser zehn Aussagen *richtig* angekreuzt haben, sind Sie ein Delfin.

Fragebogen b:
Sind Sie ein Löwe, Bär oder Wolf?

> Wie hoch ist Ihre Energie auf einer Skala von 1 (sehr niedrig) bis 5 (sehr hoch) am Morgen?

> Wie hoch ist Ihre Energie auf einer Skala von 1 bis 5 am Abend?

Ziehen Sie die zweite Punktezahl von der ersten ab.

Ein Beispiel: Bei einer Punktzahl von „sehr hoch" (5) am Morgen und „sehr niedrig" (1) am Abend, wäre das Ergebnis 4. Wenn Sie morgens sehr wenig Energie haben (1), abends hingegen sehr viel (5), liegt das Ergebnis bei -4.

Auswertung:

4, 3, 2: Löwe

1, 0, -1: Bär

-2, -3, -4: Wolf

Wenn Sie sich für einen Delfin halten, obwohl Sie bei Fragebogen a maximal sechs Fragen mit *richtig* beantwortet haben, machen Sie noch den nachfolgenden Minitest.

Fragebogen c:
Überprüfen Sie Ihren Chronotyp

Sind Sie ein Löwe oder ein Delfin?

> Ich habe keinen großen Hunger, wenn ich aufwache.
  ○ richtig   ○ falsch

> Ich schlafe flach und unruhig.
  ○ richtig   ○ falsch

> Ich muss nicht der Chef sein.
  ○ richtig   ○ falsch

Auswertung:

Wenn Sie mindestens zweimal *richtig* angekreuzt haben, sind Sie ein Delfin.

Sind Sie ein Bär oder ein Delfin?
> Essen ist mir nicht so wichtig.
  ○ richtig   ○ falsch
> Sechs Stunden Schlaf pro Nacht würden mich glücklich machen.
  ○ richtig   ○ falsch
> Ich bin kein Teamplayer.
  ○ richtig   ○ falsch

Auswertung:

Wenn Sie mindestens zweimal *richtig* angekreuzt haben, sind Sie ein Delfin.

Sind Sie ein Wolf oder ein Delfin?
> Ich gehe auf der Party normalerweise als Letzter.
  ○ richtig   ○ falsch
> Ich bin spontan, auch bei größeren Anschaffungen oder Urlaubsplänen.
  ○ richtig   ○ falsch
> Ich drücke mindestens zweimal im Monat die Weckwiederholung.
  ○ richtig   ○ falsch

Auswertung:

Wenn Sie mindestens zweimal *richtig* angekreuzt haben, sind Sie ein Delfin.

(Test: Verkürzte Form nach Breus 2016)

Form kommen Delfine erst, wenn die Nacht anbricht. Dann werden sie plötzlich munter und höchst aufmerksam. Delfine zeichnet ihre Introvertiertheit aus. Sie sind eher vorsichtig und meiden riskante Situationen. Gerne fixieren sie sich auf Details, was auch ihrem Streben nach Perfektion entspricht und manchmal in obsessiv-kompulsives Verhalten münden kann. (Breus 2016)

Ebenfalls zu den Nachtmenschen zählen die Wölfe, die vor 9:00 Uhr in der Früh Schwierigkeiten mit dem Aufwachen haben und sich bis Mittag abgeschlagen fühlen. Am muntersten sind sie gegen 19:00 Uhr, am produktivsten am späten Morgen und Abend. Erst gegen Mitternacht oder noch später finden sie ihre Bettruhe. Anders als der Delfin geht der Wolf gerne Risiken ein, ist impulsiv und emotional und mitunter auch launenhaft. Sein Vergnügen steht an erster Stelle, das Neue ist immer willkommen und auch erwünscht.

Die Frühaufsteher: Löwe und Bär
Das genaue Gegenteil sind der Löwe und der Bär: Gewissenhaft, stabil, praktisch und strategisch denkend, optimistisch – das ist der typische Löwe, der putzmunter oft vor Tagesanbruch erwacht, am späten Nachmittag dafür meist müde wird und in der Nacht sofort einschläft. Am produktivsten ist der Löwe morgens, am muntersten um die Mittagszeit. Großen Wert legt er auf Gesundheit und Fitness. Privat sucht er positive Beziehungen, manches Mal wirkt er ein wenig übereifrig. (Breus 2016)

Bären drücken in der Früh meist mehrmals den Snooze-Button ihres Weckers, bis sie endlich aus den Federn kommen. Der späte Morgen ist ihre Zeit, dann sind sie am produktivsten. Am mittleren bis späten Abend werden sie müde und schlafen tief und fest, auch wenn sie nie genug Schlaf zu bekommen scheinen. Wie die Löwen streben auch die Bären danach, gesund zu leben, und priorisieren als typische Familienmenschen ihr Wohlbefinden und Glück, wobei sie gerne Konflikte vermeiden. Ihren Mitmenschen begegnen sie extrovertiert und freundlich, kommunikativ und aufgeschlossen. (Breus 2016)

Chronotyp – gesteuert von den Genen

Welcher Chronotyp Sie sind, können Sie übrigens – leider – nicht immer beeinflussen. Schon lange wird davon ausgegangen, dass circadiane Rhythmen erblich und damit genetisch verankert sind, was zahlreiche Studien bereits belegen. (Tsaousis 2010, Hur 2007, Goel 2011) Wir bekommen also schon in die Wiege gelegt, ob wir eher zu den Morgen- oder Abendmenschen zählen. Allerdings: Im Laufe unseres Lebens ändert sich das Ausmaß dieser genetischen Programmierung, womit wir uns in der Folge beschäftigen wollen.

Unser Rhythmus verändert sich

Freuen Sie sich auf Zeit zum Ausschlafen am Wochenende? Auch wenn Ihre noch kleinen Kinder diese Begeisterung gar nicht teilen? Ganz anders Ihr Nachwuchs im Teenageralter, in dem Sie einen Verbündeten für Ihre Vorliebe finden? Vielleicht beobachten Sie aber auch an sich selbst, dass Sie nicht mehr so viel Schlaf brauchen wie noch vor einigen Jahren?

Diese Generationenunterschiede zeigen Ihnen schon: Nicht nur Erbanlagen beeinflussen, ob wir eher ein Morgen- oder Abendtyp sind, auch das Alter spielt dabei eine wichtige Rolle. Im frühen Erwachsenenalter waren Sie vielleicht eher eine nachtaktive Eule, heute stehen Sie auf, noch bevor es taghell ist? Alles ganz normal. Denn unser Chronotyp ändert sich im Laufe unseres Lebens – und das gleich mehrmals.

Strikte Zeitpläne, wie der Schul- oder Arbeitsbeginn, erfordern, dass wir zu einer bestimmten Zeit aufstehen. Viele Menschen gewöhnen sich daran und verinnerlichen diesen Rhythmus. Auf der anderen Seite ist es aber auch unser circadianer Rhythmus, der sich im Laufe unseres Lebens verändert. Dabei haben Studien festgestellt, dass gerade endokrine Faktoren, wie zum Beispiel der Zeitpunkt der Ausschüttung vieler Hormone, Einfluss auf Geschlechts- und altersbedingte Rhythmusveränderungen haben. (Ronneberg et al. 2004) Ein Beispiel: Die Sekretion der Wachstumshormone erreicht im Alter von 16 bis 25 Jahren ihr Maximum gegen 1:00 Uhr in der Früh, und damit um eine Stunde später als beispielsweise bei den über 70-Jährigen, was sich auch auf die Schlafstruktur auswirkt. (Siehe Abb. 9) (Roenneberg et al. 2007, Van Cauter et al. 2000) Einen wesentlichen Einfluss

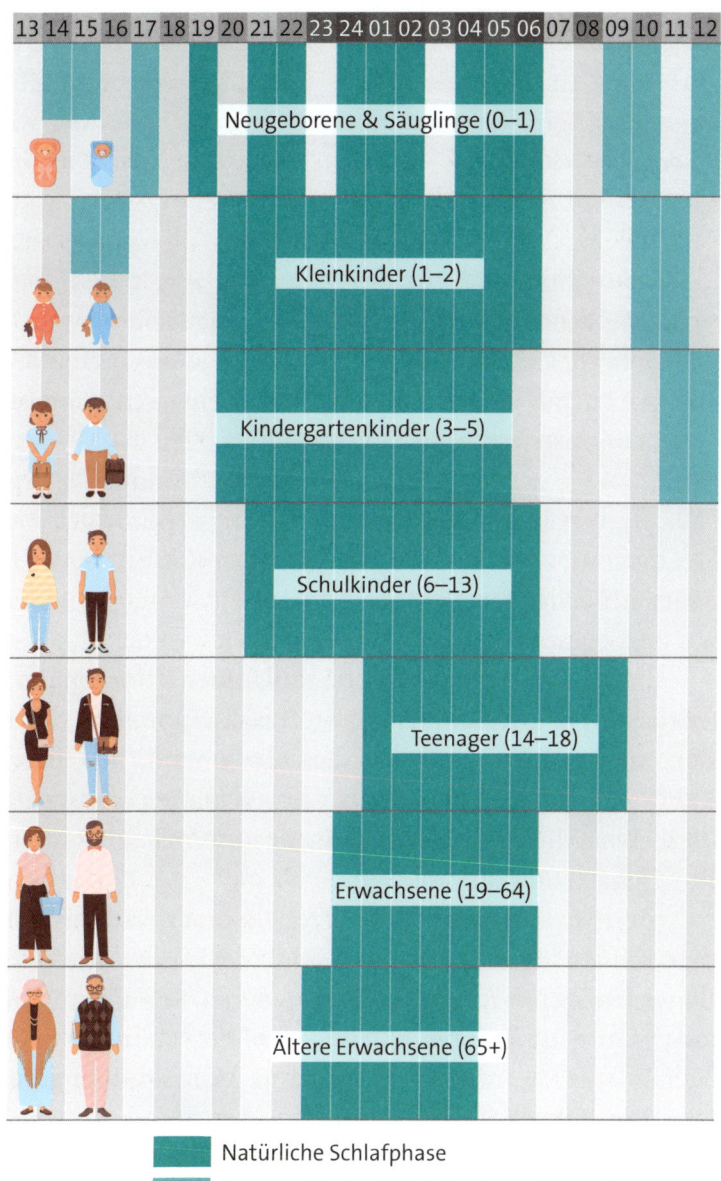

Abb. 9: Schlafzeiten in Abhängigkeit des Alters

67

auf die circadiane Rhythmik hat mit Melatonin ein weiteres Hormon: Denn auch der Melatoninspiegel verändert sich im Laufe unseres Lebens und sinkt umso mehr, je älter wir werden.

Baby- und Kinderalter

Wenn Sie Kinder haben, werden Sie bestätigen: Neugeborene schlafen ein paar Stunden, wachen gerade einmal zu den Essenszeiten auf, um dann gleich wieder einzuschlummern. Regelmäßig passiert das in den seltensten Fällen, kein Wunder. Denn erst ab dem zweiten Lebensmonat beginnen Babys, einen eigenen Tag-Nacht-Rhythmus zu entwickeln. Auch weil ihr Organismus erst jetzt beginnt, Melatonin selbst, das heißt in ausreichender Menge während der Nacht, zu produzieren und damit eine circadiane Rhythmik herzustellen.

Ganz anders verhält es sich mit Kindern ab dem dritten Lebensjahr: In diesem Alter hat die Melatoninproduktion ihr Maximum erreicht und hält an bis zur Pubertät. Im Durchschnitt schlafen Kinder übrigens sehr tief, zwischen 9 und 14 Stunden pro Tag, was auch wichtig für ihr Wachstum und für ihre Entwicklung ist.

Erreichen sie dann die Pubertät, ändert sich diese Situation schlagartig und mit einem Mal werden aus den kindlichen Lerchen nachtaktive Eulen, deren Schlafbedürfnis gerade dann am größten scheint, wenn der Wecker klingelt. Wenn Sie als Elternteil also das nächste Mal ungeduldig Ihre Teenager zum Aufstehen bringen wollen, lassen Sie Milde walten: Der verspätete Melatoninabfall ist dafür verantwortlich. Erschwerend kommt hinzu, dass auch die Melatoninausschüttung bei Jugendlichen erst später am Abend einsetzt. Es ist also ganz natürlich, dass sie oft (zu) spät ins Bett gehen, weil sie einfach nicht müde werden. (Crowley et al. 2016) Viele Wissenschaftler fordern deshalb eine Gleitzeit für den Schulbeginn, dem erste deutsche Schulen bereits nachgekommen sind und ihren Schulbeginn flexibler gestalten. (Roenneberg & Merrow 2016) In manchen Ländern wie Frankreich, Spanien oder Italien beginnt die Schule übrigens vielerorts schon jetzt erst um 9:00 Uhr.

Unterschied der Geschlechter

Eine jüngere Studie hat gezeigt, dass Mädchen ab dem Alter von 15,7 Jahren, Buben mit 17,2 Jahren wieder zu den Lerchen tendieren. Dieser markante Unterschied resultiert vermutlich aus dem deutlich früher einsetzenden Reifeprozess von jungen Frauen, etwa durch ihre zyklische Monatsblutung. (Randler et al. 2017) Spätestens mit dem 20. Lebensjahr ist der für die Pubertät typische Eulen-Rhythmus vorüber, Mischtypen von Eule und Lerche sind dann in der Mehrheit, natürlich gibt es aber auch im Erwachsenenalter die beiden Extremtypen. Frauen tendieren übrigens eher zum morgendlichen Typ als Männer, die oft Eulen bleiben. (Randler & Rahafar 2017) Dieser Geschlechterunterschied setzt sich ungefähr bis zum 50. Lebensjahr fort, dann verschwindet er – wohl auch bedingt durch die Menopause der Frau. (Roenneberg et al. 2007)

Mehr Lerchen im Alter

Je älter wir werden, umso mehr werden wir zu Lerchen. Haben wir die 50 erreicht, gehen wir meist früher zu Bett und stehen zeitiger auf, auch unser individuelles Aktivitätshoch verlagert sich um einige Stunden nach vorne. (Adan et al. 2012) Oft klagen ältere Menschen über Schlafmangel oder Probleme beim Durchschlafen, was mit einer Veränderung der circadianen Rhythmik in Verbindung steht. Die Konzentration und Ausschüttung vieler Hormone ist abhängig vom Alter, darunter auch Melatonin, weniger jedoch Cortisol. So beträgt der Melatoninspiegel im Alter von 70 Jahren oft nur mehr ein Zehntel jenes Höchstwertes, den wir im Kinderalter aufweisen. Auch die Dauer der Sekretion, also der Ausschüttung, reduziert sich: von sechs bis sieben Stunden in jungen Jahren auf zwei bis drei Stunden im fortgeschrittenen Alter. (Yonei et al. 2010)

Auch Gene altern

Die altersbedingte Änderung unserer circadianen Rhythmen beschäftigt die Wissenschaft schon lange: Denn ein Schlafmangel – eine oftmals unterschätzte Situation mit vielen ernsten Folgen – zieht meist auch kognitive Leistungsbeeinträchtigungen nach sich. Besonders anfällig für den Alterungsprozess scheint der Hypothalamus in unserem Gehirn zu sein, die Hauptantriebskraft des circadianen Rhythmus, da sich genau hier der SCN befindet. (Schmidt et al. 2012) Neuronen in diesem Gehirnbereich degenerieren schneller mit fortschreitendem Alter. Verantwortlich dafür sind unsere Gene, wie eine andere Studie festgestellt hat (Chen et al. 2016), denn auch sie altern, manche hören sogar einfach auf zu funktionieren, ohne dass die Ursachen dafür bisher bekannt sind. Wir bemerken diese Veränderungen äußerlich beispielsweise an den Falten der Haut und der nachlassenden

Spannkraft, innerlich etwa daran, dass unser Kurzzeitgedächtnis nachlässt.

Für unsere Gesundheit ist es enorm wichtig, auf einen circadianen Rhythmus zu achten und diesen so lange wie möglich, auch in den „goldenen Jahren" unseres Lebens, aufrechtzuerhalten. Äußere Faktoren, aber auch innere Ursachen können verantwortlich sein, dass unsere inneren Uhren aus dem Takt kommen. Wenn wir uns die größten Störfaktoren bewusst machen und sie zu vermeiden versuchen, kann uns das dabei helfen, bis ins hohe Alter gesund und leistungsfähig zu bleiben.

Chronodisruption: Rhythmen aus dem Takt

Unser Organismus reagiert auf jede Veränderung, die von außen kommt. Er kommt damit auch gut zurecht – vorausgesetzt, diese Wechsel kehren in einer gewissen Regelmäßigkeit wieder.

Denken Sie nur an Tag und Nacht oder auch die Jahreszeiten. Wie geht es Ihnen, wenn es draußen stürmt und schneit und niedrige Temperaturen herrschen? Kuscheln Sie sich dann gerne in eine Decke und gehen früher zu Bett? Wie ist es in den Sommermonaten? Haben Sie Appetit auf leichte Kost mit Fisch oder Salat? Oder soll es doch eher etwas Sättigendes, Üppiges sein? – Wohl kaum.

Sie sehen schon: Unser Körper passt sich den jeweiligen Umweltbedingungen an. Wir sprechen dabei von einer zeitlichen Synchronisation, die fast unbemerkt stattfindet. Das ist dann möglich, wenn die Veränderungen langsam und schleichend eintreten, wie es bei unserem Beispiel der Jahreszeiten und auch beim Tag-Nacht-Wechsel der Fall ist.

Vielleicht haben Sie im Winter schon einmal eine Reise in wärmere Gefilde unternommen? Haben Sie sich sofort an das neue Klima und die neue Zeit gewöhnt? Spätestens bei Ihrer Rückkehr hatten Sie vermutlich mit der neuen Situation zu kämpfen. Wie geht es Ihnen bei der Umstellung auf die Sommerzeit? Passen Sie sich sofort dem längeren Tag und der kürzeren Nacht an?

Eine Studie hat eine 8-Prozent-Zunahme von Schlaganfällen kurz nach der Zeitumstellung beobachtet. (Sipilä et al. 2016) Der Grund: Der Wechsel von der Winter- auf

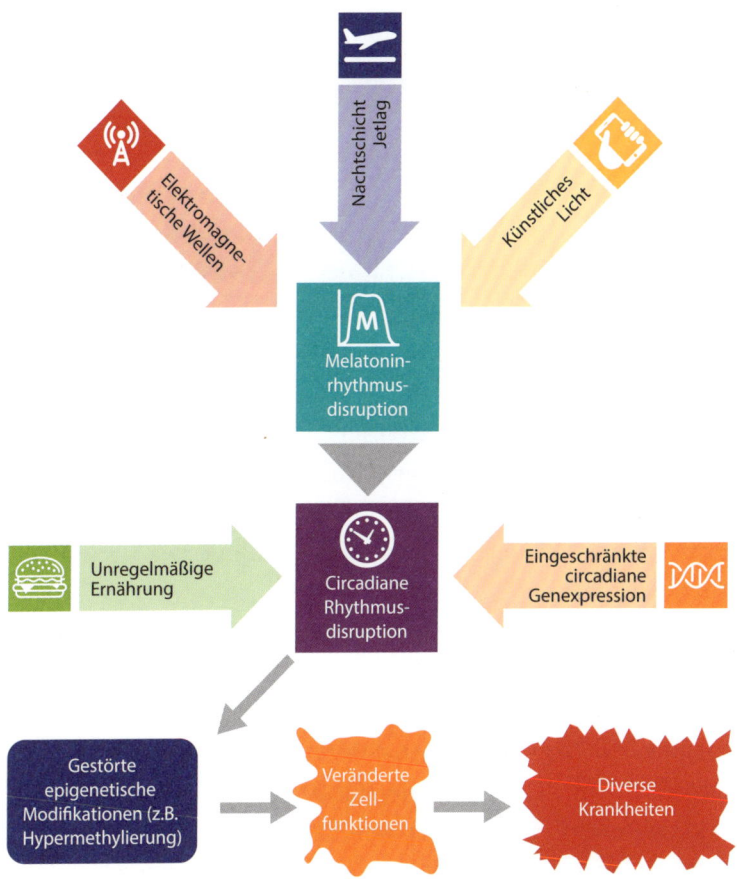

Abb. 10: Faktoren der Chronodisruption

die Sommerzeit erfolgt für viele Menschen zu rasch, ihr Körper benötigt Zeit, sich darauf einzustellen. Schon eine sehr geringe Verschiebung des Tag-Nacht-Rhythmus bringt unseren Organismus aus seinem gewohnten inneren Takt, was wir eine „akute Chronodisruption" (siehe Abb. 10) nennen. Passieren diese Wechsel immer wieder – zum Beispiel, weil Sie als Pilot, Flugbegleiterin oder im Krankenhaus im

Schichtdienst arbeiten –, kann dies schwerwiegende Folgen für Ihre Gesundheit haben, da Sie permanent gegen Ihre innere Uhr leben.

Aber nicht nur die zu raschen Wechsel von Jahreszeiten oder Zeitzonen beeinflussen unsere inneren Uhren. Noch viele andere Faktoren können dafür verantwortlich sein, dass unsere Rhythmen ihren gewohnten Takt verlieren.

Licht

Sie erinnern sich: Licht ist einer der wichtigsten Zeitgeber für unseren circadianen Rhythmus. Leben wir nach einem gesunden Verhältnis zwischen Licht und Dunkel, funktionieren unsere inneren Uhren exakt nach dem 24-Stunden-Rhythmus eines Tages – so der Idealfall.

Die Realität sieht bei den meisten Menschen jedoch anders aus: Wie viel Zeit verbringen Sie in natürlichem Tageslicht? Oder beobachten Sie einmal genau Ihr eigenes Verhalten, bevor Sie zu Bett gehen: Schlafen Sie vor dem Fernseher ein? Wann checken Sie ein letztes Mal Ihre Nachrichten und Mails auf dem Handy? Schlafen Sie in einem völlig dunklen Zimmer oder lässt das die Straßenbeleuchtung nicht zu? Sie sehen schon: Es ist gar nicht so einfach, sich absoluter Dunkelheit auszusetzen.

Die Folge, wenn wir uns überwiegend in künstlichem Licht aufhalten: Unsere Tag-Nacht-Rhythmik wird völlig aus dem Lot gebracht. Die Melatoninproduktion verzögert sich oder wird unterdrückt, wir schlafen zu spät ein und stehen zu früh auf. Für unsere inneren Uhren wird damit ein Teufelskreis in Gang gesetzt, da sich unser circadianer Rhythmus nicht mehr mit dem Hell-Dunkel-Zyklus synchronisieren kann. Ständige Müdigkeit, Schlafstörungen bis hin zu chronischem Schlafmangel, Stimmungsschwankungen mit der Gefahr, an einer Depression zu erkranken – so die ersten Konsequenzen einer Chronodisruption, die zu weiteren ernsten Erkrankungen führen können, etwa Brustkrebs, Herz-Kreislauf-Erkrankungen, metabolische Störungen und vieles mehr. (Touitou et al. 2017a) Die Wissenschaft spricht bei diesem Szenario vom sogenannten „social jetlag", von dem Sie schon gehört haben.

Arbeiten Sie zu ungewöhnlichen Arbeitszeiten und in ständig wechselnden Schichten? Dann kennen Sie vermutlich die Schwierigkeit, quasi auf Knopfdruck erholsamen Schlaf zu finden. Vielleicht haben Sie auch beim Aufwachen Mühe, in die Gänge zu kommen. – Kein Wunder! Denn Schichtarbeit und Jetlag haben eines gemeinsam: Das Zusammenspiel von Melatonin in der Nacht und Seratonin am Tag ist gestört. Dank Letzterem sind wir voller Energie und munter, Melatonin wiederum sorgt dafür, dass wir abends zur Ruhe kommen, was überaus wichtig für unsere Gesundheit ist. Allerdings führen wir heutzutage einen Lebensstil, der die beiden ständig aus dem Gleichgewicht bringt.

Blaues Licht
Vor allem gefährlich für unsere inneren Uhren und damit unsere Gesundheit ist das blaue Licht von Smartphones, Monitoren, TV-Flatscreens oder Tablets. So erfreulich die darin verarbeiteten LEDs für die Umwelt sind – übrigens dank ihrer Langlebigkeit bei größerer Effizienz –, so negativ sind die Folgen für unsere Gesundheit.

Schon vor einigen Jahren warnte etwa die AMA, die American Medical Association (Stevens et al. 2013), ebenso wie die ANSES, die französische Agence nationale de sécurité sanitaire de l'alimentation, de l'environnement et du travail (Hatori et al. 2017), vor den gefährlichen Auswirkungen dieser Lichtquellen auf den menschlichen Organismus. Mittlerweile haben auch zahlreiche Studien hier bereits einen Zusammenhang mit Diabetes, Fettsucht, Herzerkrankungen und einigen Tumorerkrankungen hergestellt. (Vgl. z. B. Michael et al. 2015) Interessant ist: Während des Tages scheint blaues Licht keine negative Wirkung auf unseren Körper zu haben, denn auch das Tageslicht hat, gerade um die Mittagszeit, einen hohen blauen Anteil. In der Nacht wiederum kann es unseren Rhythmus sehr wohl negativ beeinflussen.

Besitzen Sie einen E-Book-Reader oder lesen Sie im Bett vor dem Einschlafen auf Ihrem Tablet oder Smartphone? Untersuchungen haben ergeben, dass hier Vorsicht geboten ist! Denn diese Geräte können nicht nur unsere Melatoninausschüttung verzögern oder unterdrücken, sondern bringen damit unseren circadianen Rhythmus und unsere inneren Uhren aus dem Takt. Das beeinträchtigt sowohl unsere Schlafqualität als auch, wie wir uns am nächsten Morgen fühlen, vor allem, was unsere kognitiven Fähigkeiten betrifft. (Chang et al. 2015) Vielleicht sollten Sie abends also doch wieder eher zum Buch greifen? Umso mehr, als jüngere Studien zeigen konnten, dass E-Books, in denen vor dem Einschlafen gelesen wird, auch das subjektive Empfinden, müde zu werden, merklich verringerten. (Grønli et al. 2016, Chang et al. 2015)

Die gute Nachricht: Rotes Licht, das heißt künstliches Licht mit einer anderen Wellenlänge, scheint die Melatoninproduktion bedeutend weniger zu stören. (Bonmati-Carrion et al. 2014) Sollte Ihr Nachwuchs ohne Licht nicht einschlafen können, ziehen Sie daher bitte rotes Licht in Erwägung. Oder noch besser: Schalten Sie das Licht aus, sobald Ihre Kinder eingeschlafen sind.

Risiko Straßenbeleuchtung
Zurück zur eingangs angesprochenen Schlafsituation: Ist der Raum, in dem Sie schlafen, völlig dunkel, ohne Straßenbeleuchtung, die – wenn auch nur schwach – in Ihr Zimmer leuchtet? Aus Gewohnheit ist es uns beinahe nicht mehr bewusst, dass absolute Dunkelheit in unserer modernen Welt, vor allem in den Städten, nahezu unmöglich geworden ist.

Haben Sie das Gefühl, nicht genug Schlaf zu bekommen? Dann teilen Sie dieses Empfinden mit rund 29 Prozent aller US-Amerikaner, die in gut beleuchteten Gegenden leben, wie eine Studie gezeigt hat. (Ohayon & Milesi 2016) Denn auch wenn wir diese äußere Lichtquelle nicht wahrnehmen, sie ist vorhanden. Vor allem aber reagiert unsere Netzhaut darauf und gibt, wie Sie schon gehört haben, die Information „Licht" an den SCN weiter, der wiederum der Zirbeldrüse signalisiert, die Melatoninproduktion zu stoppen. Die Folge: Schlafstörungen, zu frühes Erwachen usw.

Die Konsequenzen für die Gesundheit sind ernst. So hat jüngst eine weitere Studie ergeben, dass die für den Körper belastende Außenbeleuchtung das Brustkrebsrisiko erheblich steigern kann. (James et al. 2017) Wird die Melatoninausschüttung durch das nächtliche Licht gehemmt, kann das Hormon auch nicht seine antioxidative Wirkung entfalten, die DNA-Reparatur und damit die Gesundheit der Zellen unterstützen, was von großer Wichtigkeit zum Beispiel für die Tumorprävention ist.

Wie können Sie sich vor dieser sogenannten Lichtverschmutzung schützen?

- Achten Sie auf lichtundurchlässige Vorhänge oder Jalousien.
- Oder tragen Sie eine Schlafbrille.
- Sollten Sie an Ihrem Haus oder Ihrer Wohnung eine Außenbeleuchtung haben: Verwenden Sie gelbe Glühbirnen und dimmbare Leuchtkörper. Dann kommen nicht nur Sie, sondern auch Ihre Nachbarn zu einem gesunden und erholsamen Schlaf.

Ernährung

„Frühstücke wie ein Kaiser, iss zu Mittag wie ein König und zu Abend wie ein Bettler." – Diese Volksweisheit ist Ihnen vermutlich bekannt. Wahrscheinlich haben Sie in Ihrer Kindheit auch diesen Rat gehört: „Das Frühstück ist die wichtigste Mahlzeit des Tages."

Halten Sie sich auch daran? Oder nutzen Sie lieber jede Minute, die Sie länger im Bett liegen bleiben können? Für Müsli, Marmeladebrot & Co. bleibt keine Zeit. Vielleicht holen Sie mit einem gekauften Gebäckstück das Frühstück auf die Schnelle auf dem Weg zur Arbeit nach. Erst am Abend, wieder zu Hause, gibt es eine schöne, warme Mahlzeit, vor dem Fernseher noch ein, zwei Handvoll Chips oder einen Riegel Schokolade. Auch das kommt Ihnen bekannt vor?

Für unsere innere Uhr und die Rhythmen, die in unserem Körper exakt ablaufen, bedeutet dieses Szenario allerdings nichts Gutes. Sie erinnern sich: Wir haben bereits darüber gesprochen, dass neben Licht auch die Ernährung als ein wichtiger Zeitgeber für alle chronobiologischen Vorgänge in unserem Körper fungiert. Das heißt, dass es nicht nur wichtig ist, *was* wir essen, sondern auch, *wann* wir etwas zu uns nehmen. Gerade die „slave clocks" in den Organen, also unsere peripheren Uhren zum Beispiel in der Leber, scheinen besonders sensibel auf den Zeitpunkt der Nahrungsaufnahme zu reagieren. (Asher & Sassone-Corsi 2016) Und denken Sie immer daran: Unser Körper bzw. die Organe merken sich, wann wir was gegessen haben, und fordern es am nächsten Tag oftmals wieder ein, auch wenn es ungesund sein sollte.

Schlafen mit vollem Bauch?
Wenn Sie abends eine schwere Mahlzeit gegessen haben, hatten Sie anschließend vielleicht Schwierigkeiten einzuschlafen? – An diesem Beispiel erkennen Sie schon das enge Wechselspiel unserer inneren Uhren. Der Blutzuckerspiegel spielt dabei eine wesentliche Rolle. Genehmigen wir uns am Abend regelmäßig eine große Portion Kohlenhydrate, in Form von Nudeln oder Kartoffeln, oder essen wir erst am späteren Abend, bringt dies den Rhythmus unseres Blutzuckers aus dem Takt, was im schlimmsten Fall langfristig zu Diabetes führen kann.

Wer Schichtarbeit verrichtet, hat ein besonders hohes Risiko, an Diabetes zu erkranken (Gan et al. 2015), ebenso wie an metabolischem Syndrom oder Fettsucht. (Vgl. z. B. Antunes et al. 2010, Lowden et al. 2010, Tucker et al. 2012) Eine mögliche Ursache dafür: Unser Stoffwechsel ist aufs Engste mit unserem circadianen Rhythmus verbunden. Kommt es hier zu einer Verschiebung bzw. einer permanenten Störung der körpereigenen Rhythmik, wie es bei Schichtarbeitern der

Fall ist, deren Tag-Nacht-Rhythmus und auch Essverhalten nicht den inneren Uhren folgt, hat dies weitreichende Auswirkungen auf die Gesundheit.

Fasten hält jung

Der Verzicht auf die abendliche Schlemmerei kann übrigens auch der Hautalterung Einhalt gebieten: Denn natürlich hat auch unsere Haut mit ihren Zellen ihren eigenen Rhythmus. Eine ältere Studie konnte in Tierversuchen zeigen, dass durch unregelmäßige Mahlzeiten und zu spätes Essen die Reparatur von Hautschäden bedeutend länger benötigte als bei normalen Essenszeiten. Verantwortlich dafür ist ein Protein, SIRT 1, das ebenfalls einer circadianen Rhythmik folgt. (Bellet et al. 2011) Kürzlich stellte eine weitere Studie den Zusammenhang zwischen nächtlichem Essen und der Reparatur von Hautschäden her. Wer spät zum Kühlschrank greift, macht seine Haut anfälliger für UV-Schäden. (Wang et al. 2017a) – Grund genug, die Kühlschranktür in der Nacht geschlossen zu halten, meinen Sie nicht auch?

Wollen wir unseren inneren Uhren und unserer Gesundheit etwas Gutes tun, ist eine Ernährung nach der Chronodiät (Fauteck & Platzer 2016) zu empfehlen, die dabei gleichzeitig dem Körpergewicht zugutekommt und auch den Alterungsprozess möglicherweise verlangsamen kann.

Tipps für Ihren Ernährungsplan

- Versuchen Sie, zwischen Frühstück und Mittagessen wie auch zwischen Mittag- und Abendessen eine Zeitspanne von fünf Stunden einzuhalten.
- Ihr Frühstück sollte die Hauptmahlzeit sein.
- Wenn Sie bevorzugt Brot essen: Entscheiden Sie sich für

Vollkornbrot mit einer Mischung aus Roggen, Gerste, Buchweizen und Hafer.

- Wollen Sie Ihrer Gesundheit etwas Gutes tun, dann verabschieden Sie sich bitte auch von den Snacks zwischendurch.

Genussmittel

Eine Tasse Kaffee am späten Nachmittag genießen, dazu ein Stück dunkler Schokolade und – wenn Sie Raucher sind – eine Zigarette. Eine ähnliche kurze Auszeit gönnt sich wohl jeder von uns hin und wieder, manche auch täglich. Was vielen Koffein- und Nikotinliebhabern nicht bewusst ist: Das im Beispiel genannte Trio kann negativ auf unsere inneren Uhren einwirken. Lange schon steht Kaffee im Ruf, unseren Schlaf zu beeinflussen. Vielleicht verzichten Sie sogar bereits auf die gemütliche Tasse Kaffee ab einer bestimmten Uhrzeit, weil Sie sonst Probleme haben, einzuschlafen. – Eine gute Entscheidung! Denn Studien haben ergeben, dass Koffein, wenn wir es abends konsumieren, das Nachthormon Melatonin direkt beeinflusst und dessen Produktion um Stunden verzögern kann. (Burke et al. 2016)

Naschen am Abend: Adieu!

Nachdem auch schwarzer Tee und manche Limonaden Koffein enthalten, gilt das natürlich auch für diese Getränke, ebenso wie für manche Schokoladesorten. Achten Sie daher darauf, was auf der Verpackung steht. Kommt zum Beispiel eine 40-g-Schokolade auf 30 mg Koffein, ist das eindeutig zu viel. Leider trifft das auch auf sehr dunkle Schokolade zu, der ja durchaus ein gesunder Aspekt zugeschrieben wird, wenn wir sie maßvoll genießen. Vor allem, da sie mit ihrem hohen Anteil an Tryptophan eine sehr stimmungsaufhellende Wirkung besitzt. Obwohl aus Tryptophan normalerweise unser Schlafhormon Melatonin gebildet wird, diese Fähigkeit aber mit dem Alter stark abnimmt, können Sie die unterschiedlichen Wirkungen von Schokolade auf unseren Schlaf-Wach-Rhythmus sicher nachvollziehen.

Der Koffein-Mythos
Vielleicht haben Sie Bekannte, die Kaffee auch vor dem Zubettgehen bedenkenlos trinken können, ganz ohne Schlafprobleme? Studien widerlegen diesen subjektiven Eindruck und haben erwiesen, dass ein Großteil der Menschen nach nächtlichem Kaffeekonsum bedeutend schlechter schläft, auch wenn ihnen das nicht bewusst ist. Untersuchungen haben gezeigt, dass spätestens sechs Stunden vor dem Zubettgehen die letzte Tasse Kaffee getrunken werden sollte. (Drake et al. 2013) Geben Sie Ihrem Körper also Zeit, das Koffein abzubauen. Dann finden Sie auch zu Ihrem gesunden und tiefen Schlaf.

Duo infernale: Nikotin und Alkohol
Wie gesundheitsschädigend Nikotin auf unseren Organismus ist, muss hier nicht im Detail ausgeführt werden. Interessant ist aber, dass Nikotin, übrigens ebenso wie Alkohol, den Melatoninspiegel senkt und den circadianen Rhythmus damit durcheinanderbringt – mit allen bereits bekannten Konsequenzen. Auch wenn Alkohol Sie scheinbar schneller einschlafen lässt, auf die Schlafqualität hat er einen schlechten Einfluss. (Prosser & Glass 2015) Oder wie fühlen Sie sich nach einem Gläschen zu viel am nächsten Morgen?

Elektromagnetische Felder

Auch wenn wir auf technische Errungenschaften wie Handy, Computer usw. nicht mehr verzichten können oder wollen, mehren sich doch die Stimmen, die zu einem vernünftigen Gebrauch aufrufen. Es wird Ihnen nichts Neues sein: Elektromagnetische Felder sind extrem schädlich für den Körper.

Zahlreiche Studien untersuchen die Auswirkungen elektromagnetischer Felder auf unsere Gesundheit – mit ernstzunehmenden Ergebnissen. Denn Handy, Tablet & Co. können erwiesenermaßen Krebs verursachen oder Depressionen auslösen, von einer Störung des Schlaf-Wach-Rhythmus ganz zu schweigen. (Seifpanahi-Shabani et al. 2016) Was diese Rhythmusverschiebung für unsere chronobiologische Uhr und damit für unsere Gesundheit heißt, wissen Sie nach den bisherigen Ausführungen bereits.

Was aber bedeuten diese Untersuchungsergebnisse für unsere Haushaltsgeräte, wie die Mikrowelle, den Herd oder den Radiowecker? Sollten wir uns auch davor schützen? Und wenn ja, wie? Experten empfehlen, eine gewisse Distanz einzuhalten:

- Ist die Mikrowelle in Betrieb, gehen Sie einige Schritte zurück und schon reduziert sich die Gefahr von elektromagnetischen Strahlen wesentlich. Bereits eine Entfernung von einem halben Meter ergibt eine kaum mehr messbare Feldstärke.
- Ähnlich verhält es sich mit dem Radiowecker oder dem Handy auf dem Nachttisch: Achten Sie darauf, dass sich die Geräte mehr als eine Armlänge entfernt befinden. Der positive Nebeneffekt: Sie müssen aufstehen, um den Wecker auszuschalten.

- Oder noch besser: Verbannen Sie alle elektromagnetischen Gefahrenquellen Ihrer Gesundheit zuliebe aus dem Schlafzimmer.

Medikamente

Was unsere chronobiologische Uhr ebenfalls durcheinanderbringt, sind viele Medikamente, zum Beispiel Blutdruckmittel wie Betablocker. Indem diese den Betarezeptor blockieren, beeinträchtigen sie auch die Melatoninproduktion – ein Teufelskreis. Auch Benzodiazepine, die schlaffördernd wirken, oder Antidepressiva sind Störfaktoren für die körpereigene Rhythmizität. Denn sie können nicht nur den Melatoninspiegel rapide senken, sondern auch verschieben. Auch für das beliebte Aspirin konnte in Untersuchungen gezeigt werden, dass es die Melatoninfreisetzung teilweise unterdrücken kann und damit Probleme beim Ein- und Durchschlafen verursacht.

Was können Sie tun, um diesen Kreislauf zu durchbrechen?

- Fragen Sie Ihren Arzt, ob Sie Ihre Medikamente auch in der Früh oder in der ersten Tageshälfte einnehmen können. Dann haben sie nämlich fast keine Auswirkungen auf die Melatoninproduktion und damit auf Ihren gesunden Schlaf.
- Eine andere Möglichkeit: Paracetamol scheint, auch wenn es abends eingenommen wird, die Bildung von Melatonin nicht in demselben Ausmaß zu hemmen wie Aspirin oder das ebenfalls gängige Ibuprofen. Erfragen Sie auch diese Alternative bei Ihrem Arzt.

Stress

Wälzen auch Sie sich manchmal schlaflos im Bett herum, wenn der Druck in der Arbeit überhandnimmt? Nach solch einer Nacht ist es vorprogrammiert, dass Sie sich schon am Morgen völlig erschöpft und energielos fühlen. Auch Herzrasen, Zittern oder Schwindel sind ernste Begleiterscheinungen, mit denen unser Körper signalisiert: Es reicht! Vielleicht greifen Sie in Stresssituationen auch verstärkt zu Schokolade, Alkohol oder Zigaretten? – Zu wenig Schlaf, falsche Essgewohnheiten: Ein Teufelskreis für den circadianen Rhythmus setzt ein.

Wie auch immer Sie versuchen, Stresssituation zu kompensieren: Die Abläufe im Körper sind dieselben. Einen wichtigen Part nimmt dabei das Ihnen schon bekannte Cortisol ein, das für unseren Energieschub in der Früh sorgt. Stehen wir dauerhaft unter Stress, wird dieses Hormon ebenfalls permanent produziert, was unseren Körper und seine Rhythmen völlig aus der Gleichmäßigkeit bringt. Die Cortisolwerte steigen dann weiter, obwohl sie sinken sollten – und schon haben wir Schwierigkeiten mit dem Einschlafen. Die ständigen Energieschübe durch das Cortisol beeinflussen erwiesenermaßen circadiane Gene in der Leber und in den Zellen der Nebenniere. (Koch et al. 2017) Unser Körper verliert jeden Anhaltspunkt, wie spät es eigentlich ist, die rhythmische Ausschüttung wichtiger Hormone, etwa von Melatonin oder des Wachstumshormons, wird dadurch gestört und schon kommt unser Schlaf-Wach-Rhythmus aus dem Takt.

Zugegeben: Unser modernes Leben bringt viele Stressfaktoren mit sich. Umso wichtiger ist ein erholsamer Schlaf, damit wir voller Energie den täglichen Herausforderungen begegnen können. Die folgenden Tipps helfen Ihnen möglicherweise dabei, vor der Schlafenszeit zur Ruhe zu kommen:

- Nehmen Sie am Abend ein entspannendes Bad.
- Hören Sie beruhigende Musik, statt sich einen nervenaufreibenden Krimi im Fernsehen anzusehen.
- Greifen Sie zu Nahrungsmitteln mit hohem Anteil an Antioxidantien, wie in Obst und Gemüse.
- Versuchen Sie es einmal mit Yoga oder Meditation.

II. Chronobiologie im Praxisalltag

Bestimmungsmethoden zur Analyse von Rhythmen

Nahezu unser gesamter Organismus funktioniert in Rhythmen. Sie fragen sich jetzt vielleicht, ob Sie diese überhaupt messen können? Und wenn ja, wie? – Eine sehr einfache Methode, die Sie sogar selbst anwenden können: Führen Sie ein Schlaftagebuch. Denn unser Schlaf gibt einen wichtigen Hinweis darauf, ob unsere inneren Uhren im richtigen Takt laufen. Halten Sie dabei fest, wann es dunkel wird und wann Sie zu Bett gehen bzw. einschlafen, wie lange Sie schlafen und wie fit Sie sich am nächsten Morgen fühlen. Stimmen diese Messungen mit Ihrem gewünschten Tagesablauf gut zusammen, ist es sehr unwahrscheinlich, dass Sie unter einer Chronodisruption leiden. Es gibt aber noch andere Möglichkeiten, wie unser Rhythmus bestimmt werden kann.

DLMO – Dim-Light-Melatonin-Onset

Melatonin beispielsweise lässt sich über den DLMO, den Dim-Light-Melatonin-Onset (Lewy & Sack 1989), messen. Darunter versteht man jenen Zeitpunkt rund um die Abenddämmerung, wenn die Zirbeldrüse beginnt, Melatonin freizusetzen.

Diese Ausschüttung ist zugleich ein wichtiger Indikator, wie es um unseren circadianen Rhythmus bestellt ist. Denn das Messergebnis zeigt, ob unser persönlicher Tagesrhythmus vor- oder rückverlagert ist. Leider ist diese Messung recht aufwendig – es sind zum Beispiel mehrere

Blutabnahmen innerhalb kurzer Zeit notwendig – und somit ist diese Form der Bestimmung nur in Spezialkliniken möglich.

Körpertemperatur

Auch unsere Körpertemperatur gibt Auskunft über unseren circadianen Rhythmus, denn sie ist in der Früh höher als am Abend. – Ein ganz natürlicher Vorgang, mit dem sich unser Organismus seiner Umgebung anpasst. Ein interessantes Detail: Unsere Körpertemperatur hat eine andere Rhythmik, je nachdem, ob wir eine Lerche oder eine Eule sind – so das Ergebnis mehrerer Studien (vgl. z. B. Adan et al. 2012): Demnach beginnt bei Morgenmenschen die Temperatur früher zu steigen als bei Abendtypen, wobei dieser zeitliche Unterschied bis zu zwei Stunden ausmachen kann. (Baehr et al. 2000) Die Körpertemperatur variiert außerdem je nachdem, ob Sie eine Frau oder ein Mann sind. So steigt bei Frauen im gebärfähigen Alter die Körpertemperatur nach dem Eisprung kontinuierlich an, bis sie mit dem Einsetzen der Menstruation wieder auf ihren Normalwert fällt.

Herzfrequenzvariabilität

Eine andere Möglichkeit der Rhythmusbestimmung ist die Herzfrequenzvariabilität, das heißt die Veränderung des Rhythmus der Herzfrequenz innerhalb eines Tages. Es gilt jedoch zu beachten: Auch unser Herz passt sich bestimmten Situationen an und reagiert damit auf äußere und innere Reize. Haben wir Stress oder machen wir Sport, reagiert das Herz darauf mit einer Erhöhung seiner Frequenz. Gemessen

Sehr guter Allgemeinzustand

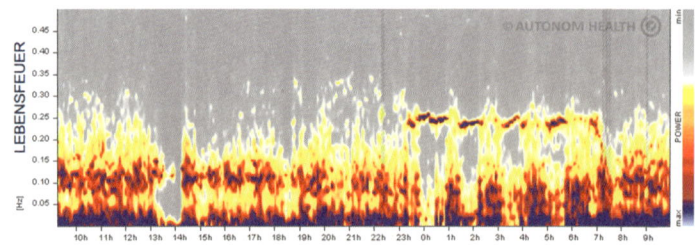

Schlechter Schlaf

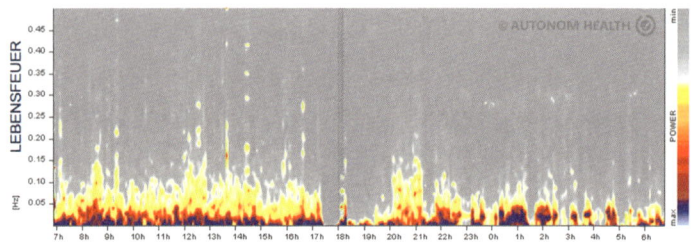

Chronobiologisch wiederhergestellter Schlaf

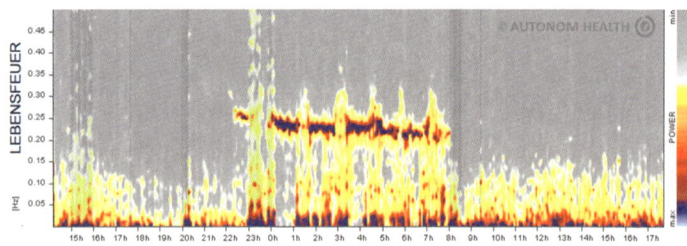

Abb. 11: Veränderungen im Lebensfeuer nach Alfred Lohninger,
Autonom Health® (2017)

wird die Herzfrequenzvariabilität mittels EEG, wobei die
Variabilität der Herzfrequenz anschließend fast immer
grafisch dargestellt wird. Solche Bilder ähneln einem Kamin-
feuer, weshalb es oftmals auch als Lebensfeuer beschrieben wird. (Siehe Abb. 11) Geschlecht und Alter, aber auch

die Tageszeit, die Atmung und Medikamente haben einen Einfluss auf das Ergebnis.

Hormone

Wenn Sie Ihren circadianen Rhythmus durch Ihre Hormone messen wollen, ist dies in jeder Ihrer Körperflüssigkeiten möglich, also im Speichel, im Urin und im Blut. Auch wenn die Messung in Speichel und Urin natürlich die einfachste ist, da sie keine invasiven Maßnahmen erfordert, ist die Bestimmung der Rhythmizität dadurch leider auch am ungenauesten. Einerseits wird im Speichel lediglich ein geringer Anteil des tatsächlichen Hormons bestimmt, und im Urin werden lediglich Abbauprodukte ermittelt. Andererseits ist es oftmals unmöglich, die geforderten, zeitlich voneinander getrennten Proben an Urin zu sammeln, will man zum Beispiel einen 24-Stunden-Zyklus untersuchen. Daher hat sich bislang durchgesetzt, dass die Überprüfung des Hormonstatus durch das Blut die besseren Ergebnisse liefert.

Wichtig dabei: Die Hormonmessung ist sehr komplex und es müssen zahlreiche Parameter berücksichtigt werden, bei der Frau beispielsweise der Zyklus. Auch die Einnahme von Medikamenten oder die Körpertemperatur wie auch das jeweilige Alter können Einfluss auf die Hormonausschüttung haben. Worauf es außerdem ankommt: die jeweilige Hormonkonzentration im 24-Stunden-Verlauf. (Siehe Abb. 12) Da wir wissen, wann jedes Hormon sein Hoch hat, muss auch eine Messung gezielt zu dieser Zeit stattfinden. Nur so kann ein aussagekräftiges Ergebnis erzielt werden, wenn man nur eine einzelne Messung vornehmen möchte. Ein Beispiel: Wenn Sie das DHEA, wie Cortisol ein Hormon, das in der

Nebennierenrinde gebildet wird, messen wollen, empfiehlt sich eine Blutabnahme gegen 8:00 Uhr morgens, da dieses Hormon zwischen 7:00 und 9:00 Uhr seinen tageszeitlichen Höchststand erreicht.

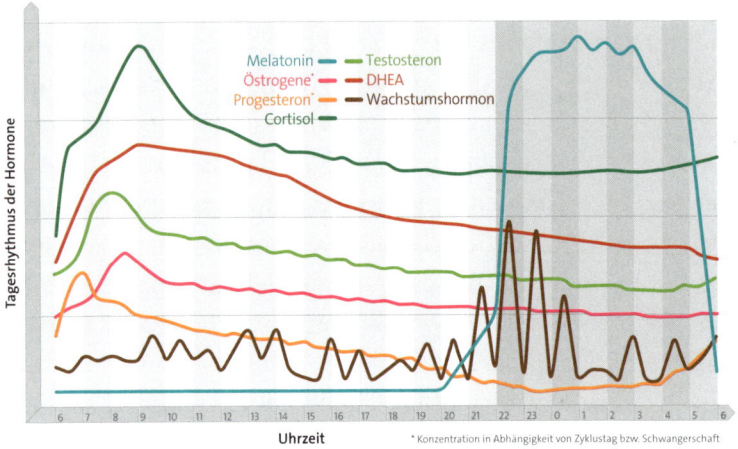

Abb. 12: Hormone im 24-Stunden-Rhythmus

Chronobiologie der Hormone

Hormone sind lebenswichtige Botenstoffe, die unsere Fortpflanzung, den Stoffwechsel, unser Wachstum und eben
auch unsere inneren Uhren steuern. (Fauteck & Kusztrich
2014) In unserem Organismus existieren viele verschiedene Rhythmen – und das nebeneinander. Das betrifft auch
unsere Hormone, die zu unterschiedlichen Zeiten freigesetzt
werden, dabei aber stets nach ihrem eigenen Rhythmus. Sie
sind von äußeren Zeitgebern beeinflusst, vor allem dem
Wechsel von Tag und Nacht (siehe Abb. 13), und wie für
alle Rhythmen üblich, beeinflussen sie sich auch gegenseitig. Wollen wir unsere körperliche und mentale Gesundheit
bewahren, ist ein Hormongleichgewicht die notwendige Voraussetzung dafür.

Cortisol

Von Cortisol haben Sie nun schon mehrmals gehört, einem
Hormon, das unser Körper für viele wichtige Funktionen
braucht. Es wird in den Nebennieren produziert und sorgt
am Morgen dafür, dass wir munter werden. Es beginnt gegen
2:00 oder 3:00 Uhr zu steigen und hilft uns dabei, natürlich
aufzuwachen. Gegen 8:30 Uhr erreicht es seinen Höhepunkt
und fällt dann kontinuierlich über den Tag hinweg, um gegen
Mitternacht seinen Tiefpunkt zu erreichen.

Gerade in stressigen Zeiten unterstützt uns Cortisol, mit
den Herausforderungen zurechtzukommen, denn es erhöht
unsere Aufmerksamkeit und Wahrnehmung, verbessert das
Gedächtnis und führt allgemein dazu, dass wir uns wacher

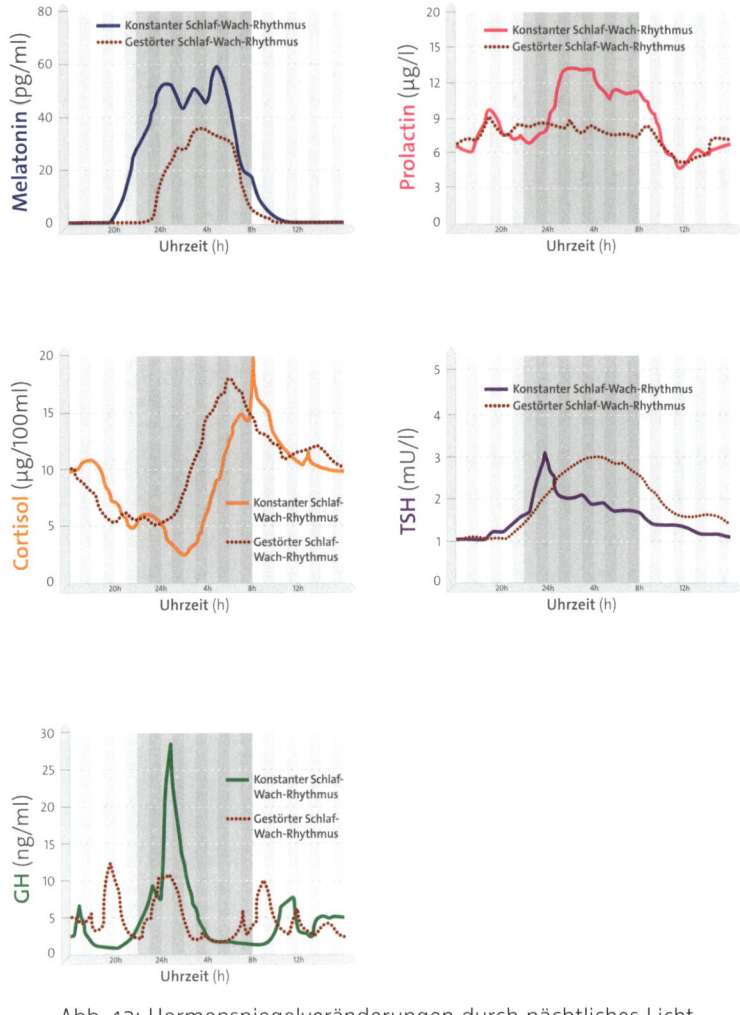

Abb. 13: Hormonspiegelveränderungen durch nächtliches Licht

fühlen. Auch bei niedrigem Blutzucker und während sportlicher Betätigung wird es ausgeschüttet und reagiert damit auf unseren erhöhten Energiebedarf. Worauf es aber auch bei Cortisol unbedingt ankommt: das richtige Timing und das richtige Maß. Denn sind wir dauerhaft gestresst, wird Cortisol den ganzen Tag über in höheren Mengen produziert, wir haben Probleme mit dem Einschlafen, was wiederum die Melatoninfreisetzung beeinflusst und einen wahren Teufelskreis in Gang setzt.

Dies ist jedoch nicht der einzige Zusammenhang zwischen Stress und dem circadianen Rhythmus. Cortisol beeinflusst zudem circadiane Gene in der Leber und in den Zellen der Nebenniere. Eine ständige Reizung dieser Gene zu unterschiedlichen Tageszeiten und als Reaktion auf Stress kann dazu führen, dass unser Körper nicht mehr weiß, wie spät es ist. (Koch et al. 2016) Was folgt, ist eine circadiane Dysregulation, bei der unser Körper Hormone nicht mehr zur richtigen Tageszeit ausschüttet und auch der Schlaf-Wach-Rhythmus aus seinem Gleichgewicht kommt.

Behandlung

Idealwert:
Der optimale Cortisolwert, gemessen zwischen 8:00 und 10:00 Uhr, liegt zwischen 110 und 250 ng/ml.
Dosierung:
Je nach aktuellem Ausgangwert wird folgende Dosierung empfohlen:
< 900 ng/ml: 15-20 mg
900-1200 ng/ml: 5-10 mg
1300-1600 ng/ml: 2,5-5 mg

DHEA

Reduzierte Stressbelastbarkeit und Libido, Depressivität, Unruhe und Gereiztheit – ein Mangel des Steroidhormons Dehydroepiandrosteron (DHEA) zeigt viele Symptome.

Dabei wird die Bedeutung dieses Anti-Stress-Hormons, das vor allem in der Nebennierenrinde gebildet wird, oft unterbewertet – und das, obwohl es eine Vorstufe vieler wichtiger Hormone ist, darunter Östrogen oder Testosteron! Studien zufolge kann DHEA auch Diabetes und Übergewicht, das Tumorwachstum, den Bluthochdruck oder die Infektionsanfälligkeit durch Viren und Bakterien deutlich beeinflussen. (Kalimi & Regelson 1990)

Auch DHEA wird circadian ausgeschüttet. Wie viele andere Hormone – denken Sie an Melatonin – sinkt es im Laufe unseres Älterwerdens, diese Reduktion beginnt rund um das 25. Lebensjahr und setzt sich kontinuierlich fort. So verfügt ein 90-Jähriger beispielsweise über 90 Prozent weniger DHEA als ein 20-Jähriger! (Fauteck & Kusztrich 2014) Gerade Stresssituationen, in denen vom Körper vermehrt Cortisol produziert wird, scheinen den DHEA-Wert gleichzeitig zu reduzieren. – Eine nicht zu unterschätzende Wechselwirkung!

Behandlung

Idealwert:
Der optimale DHEA-Sulfat-Wert liegt bei Frauen zwischen 2000 und 2800 ng/ml.
Bei Männern liegt er zwischen 4000 und 5000 ng/ml.
Dosierung:
Je nach aktuellem Ausgangwert wird folgende Dosierung empfohlen:
< 900 ng/ml: 15–20 mg
900–1200 ng/ml: 5–10 mg
1300–1600 ng/ml: 2,5–5 mg

Insulin

Dreimal täglich erreicht Insulin, das in der Bauchspeicheldrüse produziert wird, seinen Höchstwert: In den frühen Morgenstunden kommt es zu einer erhöhten Insulinfreisetzung, die dann im Laufe des Vormittags abflaut, um gegen die Mittagszeit wieder leicht zu steigen. Nach einem nachmittäglichen Tief kommt es am Abend neuerlich zu einem Anstieg. Dazwischen, wenn wir keinerlei Nahrung zu uns nehmen, befindet sich das Insulin auf sehr niedrigem Niveau. Wie Melatonin ist auch Insulin ein wichtiger Taktgeber für unsere inneren Uhren. Essen wir zur falschen Zeit das Falsche, hat das Einfluss auf viele Prozesse in unserem Körper.

In engem Zusammenhang mit Insulin steht übrigens Cortisol: Während Insulin dafür sorgt, dass der Blutzuckerspiegel zurückgeht, treibt das Cortisol ihn in die Höhe. Sind wir im Stress, schüttet unser Körper vermehrt Cortisol aus, um Energie bereitzustellen, mit dem das Insulin nicht mehr zurechtkommt. Auf der anderen Seite konnte gezeigt werden, dass Melatonin die Insulinfreisetzung unterdrücken kann – ein Grund auch, weshalb die Insulinwerte in der Nacht stets niedrig sind.

Behandlung

Idealwert:
Abhängig davon, ob Sie ein Morgen- oder ein Abendtyp sind, kann Insulin über den Glukosegehalt in Ihrem Blut gemessen werden. Dieser liegt in nüchternem Zustand zwischen 100 und 120 ng/ml.
Dosierung:
Eine Dosierempfehlung kann nur vom Arzt individuell festgelegt werden, da sie vom Glukosegehalt im Blut abhängt.

Melatonin

Mutterhormon, körpereigenes Antioxidans, ein wahrer Tausendsassa und ein Multitasking-Hormon, das unseren Schlaf-Wach-Rhythmus wie kein zweites Hormon steuert: Das ist Melatonin, das in der Zirbeldrüse circadian produziert wird – und das vor allem in der Nacht. Gegen 23:00 Uhr erreicht es das Achtfache seines Tageswerts, seinen Höchststand zwischen 0:00 Uhr und 5:00 Uhr in der Früh, bis es dann zum Morgen hin wieder auf sein niedriges Tagesniveau abfällt.

Die Freisetzung von Melatonin steht übrigens in enger Wechselwirkung mit zahlreichen Hormonen, darunter Östrogen und Progesteron, aber auch Serotonin. Ein ausgeglichener Hormonhaushalt ist demnach eine wichtige Voraussetzung, um einen gesunden circadianen Rhythmus zu erhalten.

Behandlung

Kombinierte Hormonersatztherapie

Gute Erfolge, vor allem um eine Phasenverschiebung zu erreichen, wie sie beim DLMO angebracht ist, hat eine individuell abgestimmte Melatonin- und/oder Lichttherapie ergeben, womit der Rhythmus wieder neu eingestellt werden kann.

Dafür wird der Melatoninwert anhand von Blut, Speichel oder Urin bestimmt und die Substitution dann individuell dosiert. Wichtig: Auch ein möglicher Serotoninmangel muss dabei überprüft und möglicherweise entsprechend ausgeglichen werden.

Dosierung:

- Rhythmusverschiebungen: 0,5–1,0 mg schnell freisetzendes Melatonin kurz vor dem DLMO
- Leichte Einschlafstörungen: 1–2 mg schnell freisetzendes Melatonin abends kurz vor dem Zubettgehen

- Mäßige Ein- und Durchschlafstörungen: 3–6 mg pulsatiles Melatonin (chronobiologisch optimierte Freisetzung) abends kurz vor dem Zubettgehen

Östrogen und Progesteron

Ein wichtiger Regler für unseren circadianen Rhythmus ist auch Östrogen. Fällt zum Beispiel nach einer Geburt der Östrogenspiegel einer Frau zu rasch, kann das bei manchen Frauen zu Unruhe und Gereiztheit, labiler Stimmung, Depressivität und Schlaflosigkeit führen. Östrogen ist auch verantwortlich für unsere kognitiven Fähigkeiten. – Ein Grund, warum Frauen in der Menopause oft über verminderte Gedächtnisleistung klagen, da ihr Östrogenhaushalt mit zunehmendem Alter abnimmt. (Fauteck & Kusztrich 2014) Östrogen wird rhythmisch ausgeschüttet, mit erhöhten Werten in den Morgenstunden, die sich nach dem Zyklustag richten. Im gebärfähigen Alter variieren die Östrogenspiegel einer Frau auch innerhalb eines Menstruationszyklus, mit Höchstwerten um den Eisprung herum.

Progesteron, das Gelbkörperhormon, hat eine ähnliche Wirkung wie Östrogen: Mit seinem beruhigenden und angstlösenden Effekt unterstützt es das Ein- und Durchschlafen bei Stress, Unruhe oder Sorgen. Stimmt unser Progesteronhaushalt, fühlen wir uns vital und stark. Ein Mangel jedoch zeigt sich rasch auch äußerlich: Unsere Haut wird dünner und trockener, wir bekommen Falten, unsere Knochen werden zerbrechlicher und auch Haare und Nägel werden von zu wenig Progesteron beeinflusst. Wie Östrogen hat auch Progesteron einen circadianen Rhythmus und erreicht ebenfalls in der Früh seinen Höchstwert. Auch hier unterscheiden sich die Serumspiegel bei der Frau in Abhängigkeit des Zyklustages, da in der zweiten Zyklushälfte erhöhte Werte benötigt werden. Fallen diese ab, kommt es zur Abbruchsblutung, also zur Menstruation. Auch während der Schwangerschaft sind die Blutwerte stets auf hohem Niveau.

Behandlung

Individuelle Hormonersatztherapie

Mit einer „Physiologischen Hormonersatztherapie" wird das richtige Verhältnis von Östrogen und Progesteron wiederhergestellt. Dabei wird sogenanntes humanphysiologisches Östrogen durch 17ß-Estradiol in Form von Gel, Pflaster oder Creme individuell angepasst. Der Vorteil: Diese Darreichungsform benötigt eine nur geringe Östrogendosis bei maximaler Wirkung.

Progesteron wird ebenfalls physiologisch verabreicht, bevorzugt in Kapselform. Auch dafür ist eine individuell abgestimmte Dosierung angeraten. Im Falle von schweren Angststörungen oder Panikattacken haben sich Gaben von 100 mg Progesteron im Abstand von 4 bis 12 Stunden bewährt. Leiden Sie an stressbedingten Schlafstörungen, können 100–300 mg Progesteron, abends eingenommen, effizient Abhilfe schaffen.

Schilddrüsenhormone

Wenn die Schilddrüse Thyroxin (T4) und Trijodthyronin (T3) nicht mehr in ausreichendem Maße produzieren kann, hat dies Auswirkungen auf wichtige Stoffwechselprozesse, die dann meist verlangsamt funktionieren. Antriebsschwäche und Gewichtszunahme sind typische Begleiterscheinungen. Sowohl eine Schilddrüsenunter- als auch eine

-überfunktion können dazu führen, dass Menschen unter Angst, Panikattacken, Unruhe, Depressionen und kognitiven Beeinträchtigungen zu leiden haben. Am höchsten sind T3 und T4 in der zweiten Nachthälfte, am niedrigsten am späten Nachmittag.

Behandlung

Nach der Bestimmung des TSH-Wertes im Blut, idealerweise in Kombination mit den T3- und T4-Werten, muss die etwaige Unterfunktion durch eine individuelle Hormonsubstitution ausgeglichen werden.

Serotonin

Serotonin ist unser körpereigenes Glückshormon, das unsere Stimmung hebt. Schon lange ist bekannt, dass ein Serotoninmangel sehr oft verantwortlich ist für Schlafstörungen, Depressionen, Antriebslosigkeit oder Fatigue, das heißt schwere Abgeschlagenheit. Wird zu wenig Serotonin produziert, setzt sich außerdem ein Schneeballeffekt in Gang: Da aus Serotonin am Abend das Nachthormon Melatonin gebildet wird, kann ein Serotonindefizit auch zu einem Mangel an Melatonin und damit zu Schlafstörungen führen. Zudem beeinflusst Serotonin zahlreiche Funktionen im zentralen Nervensystem, beispielsweise Emotionen, Schmerzempfinden, aber auch das Schlaf-Wach-Verhalten.

Wichtig in diesem Zusammenhang: Ein Mangel an DHEA oder Progesteron führt oft auch zu einem Mangel an Serotonin! Auch ein starker Östrogenabfall kann sich auf den Serotoninhaushalt auswirken, ebenso wie chronischer Stress.

Behandlung

Idealwert:

Der Normalwert von Serotonin liegt bei 200 ng/ml (im Bereich 120–480 ng/ml).

Neben der Bestimmung des Serotonins müssen auch die Werte von Östrogen, Progesteron und DHEA berücksichtigt werden.

Dosierung:

Serotonin kann vom Körper als solches nicht aufgenommen werden, daher müssen Vorstufen wie 5HTP und/oder Tryptophan verabreicht werden, die dann im Körper in Serotonin umgewandelt werden.

- Leichte Depression: 200–300 mg schnell freisetzendes 5HTP morgens
- Mittlere Depression: 50 mg schnell freisetzendes 5HTP plus 250mg retardiertes Tryptophan morgens und ggf. mittags

Testosteron

Wie Östrogen ist auch Testosteron ein Sexualhormon, das sich sowohl im Körper von Männern als auch Frauen findet, natürlich aber in unterschiedlicher Konzentration.

Beide Sexualhormone sind aufs Engste miteinander verbunden: So ergibt ein Mangel an Testosteron im weiblichen Körper oftmals auch einen Mangel an Östrogen. Sind Sie eine Frau, wissen Sie vielleicht – leider –, was Cellulite und Bindegewebsschwäche sind, verantwortlich dafür ist ein Mangel an Testosteron! Ein Grund auch, warum Männer kaum unter schlaffem Gewebe zu leiden haben.

Testosteron hat einen circadianen Rhythmus und erreicht zum Beispiel beim Mann am frühen Morgen seinen Höchststand, um sich dann bis zum Abend um die Hälfte zu reduzieren. Im Laufe des Lebens nimmt die

Produktion zwar ab, die Rhythmik bleibt aber bis ins hohe Alter bestehen, es sei denn, sie wird negativ von Licht beeinflusst.

Ein interessantes Detail: Testosteron folgt zudem einem circannualen Rhythmus, mit Höchstwerten im Februar. (Guagnano et al. 1985)

Behandlung

Idealwert:
Altersabhängig liegt der Testosteronwert idealerweise zwischen 3,2 und 8,0 ng/ml.

Therapie:
Je nach Schwere des Testosteronmangels kann mit testosteronhaltigen Gels, Pflastern oder Kapseln gearbeitet werden. Bei starkem Mangel haben sich intramuskuläre Depotspritzen bewährt, die ca. alle 10 bis 12 Wochen appliziert werden.

Wachstumshormon

Weniger Knochendichte und Muskelzellen, mehr Körperfett – die Anzeichen für einen Mangel des Wachstumshormons, auch Growth Hormone (GH) genannt, bedeuten gleichzeitig ein erhöhtes Risiko für Herz-Kreislauf-Erkrankungen. Beeinflusst wird die Freisetzung von Stress, Ernährung und Schlaf.

Gerade der Schlaf scheint eine wichtige Rolle zu spielen, wie Studien schon vor einiger Zeit zeigen konnten. (Uchiyama et al. 1998) Das Wachstumshormon wird nämlich vor allem während der Non-REM-Phasen und der ersten REM-Phase ausgeschüttet. Werden diese Phasen unterdrückt, wird damit gleichzeitig auch die Freisetzung des Wachstumshormons unterdrückt. (Holl et al. 1991) Apropos Schlaf: Auch Melatonin beeinflusst das GH und seine Ausschüttung.

Behandlung

Idealwert:

Zur Bestimmung des Wachstumshormons wird als indirekter Parameter IGFBP-3 herangezogen, das zwischen 17:00 und 20:00 Uhr gemessen wird. Der Idealwert liegt zwischen 2,3 und 5,1 µg/ml bei gesunden Erwachsenen.

Dosierung:

Die Dosierung wird nach den individuellen Bedürfnissen vom Arzt festgelegt.

Chronobiologie und Gesundheit

Wie Sie bereits vermuten werden, ist eine gute Rhythmik unserer inneren Uhren eine Grundvoraussetzung, um gesund durchs Leben zu kommen. In den nachfolgenden Kapiteln werden wir daher die Auswirkungen der sogenannten Chronodisruption auf die unterschiedlichen Organsysteme genauer beleuchten.

Herz-Kreislauf-System

Erkrankungen des Herz-Kreislauf-Systems sind die häufigste Todesursache weltweit. Unser wichtigster Muskel weist über die Jahre Abnutzungserscheinungen und Defekte auf, die zu schwerwiegenden Krankheiten führen können. Neben dem Alter existieren weitere Risikofaktoren wie Stress, Rauchen, Alkohol, zu fettes Essen, Bewegungsmangel, Übergewicht und Diabetes mellitus. Nikotin beispielsweise ist ein Nervengift, das das Herz schneller schlagen lässt, gleichzeitig aber die Gefäße verengt. Zudem fördert Rauchen die Bildung von Blutgerinnseln, wodurch sich die Gefahr einer Thrombose erhöht.

Auch Stress ist schädlich für unser lebenswichtiges Organ, da der Körper dadurch vermehrt Hormone ausschüttet, die ebenfalls die Herzfrequenz und den Blutdruck erhöhen. Stress, der längere Zeit andauert, kann zudem eine Mangeldurchblutung der Herzkranzgefäße und im schlimmsten Fall sogar einen Herzinfarkt auslösen. Weitere negative Einflüsse sind eine genetische Veranlagung oder Virusinfektionen. All diese ungünstigen Lebensstilfaktoren erhöhen das Risiko für Erkrankungen des Herz-Kreislauf-Systems

wie Arteriosklerose, Bluthochdruck, koronare Herzerkrankung, Herzinfarkt usw. Neu in diesem Zusammenhang ist
die Tatsache, dass sich auch Störungen der normalen Chronobiologie, wie zum Beispiel Schichtarbeit, negativ auf das
Herz-Kreislauf-System auswirken.

Rhythmisches Herz-Kreislauf-System

Wie fast alle Systeme des menschlichen Körpers folgen
auch die Herz-Kreislauf-Funktionen einer 24-Stunden-Uhr
bzw. einem circadianen Rhythmus. Kurz bevor der Mensch
aufwacht, beginnt der Körper damit, Hormone, die mit dem
Wachsein in Verbindung stehen, darunter das Cortisol, zu
erhöhen. Diese steigern dann den Blutdruck und den Puls-
schlag zu einem tageszeitlichen Höchststand, wodurch wir
erwachen und unsere Aktivitäten beginnen. Über den Tag
hinweg nimmt der Blutdruck langsam ab und erreicht seinen
24-Stunden-Tiefpunkt dann zwischen Mitternacht und 3:00
Uhr in der Früh. Der Puls folgt dem gleichen Rhythmus.

Blutdruck

Ist der Blutdruck zu hoch, was wir als Hypertonie bezeichnen, ist das ein wichtiger Indikator für zukünftige Herzerkrankungen. Was passiert dabei? Blutgefäße, die steif sind,
dehnen sich nicht, um sich an die Steigerung des Herzvolu-
mens, hervorgerufen durch die erhöhte Herzfrequenz, anzupassen. Dieser höhere Druck im Blut führt wiederum dazu,
dass das Herz kräftiger schlagen muss, um Blut durch den
Körper zu pumpen. Es wird dadurch extrem beansprucht,
eine Belastung, die schließlich zu Herzerkrankungen oder
Schlaganfällen führen kann.

Schlafdauer hat Einfluss auf Blutdruck
Wie wichtig ausreichend Schlaf speziell in der Nacht für
unsere Herz-Kreislauf-Gesundheit ist, haben etliche Studien
bereits betont. So konnte gezeigt werden, dass weniger als
fünf Stunden Schlaf ein erhöhtes Risiko für Bluthochdruck
bedeuten. (Gangwisch et al. 2006) Andere Studien wiederum
stellten fest, dass sich auch zu viel Schlaf negativ auf den
Blutdruck auswirken kann. (Buxton & Marcelli 2010) – Ein
Effekt übrigens, der für ältere Menschen nicht bestätigt
werden konnte. (Van den Berg et al. 2007) Die Mechanismen, die dafür verantwortlich sein könnten, sind einerseits
erhöhte Cortisolwerte, andererseits sind oft auch die sogenannten Katecholamine, wie Dopamin, Adrenalin und Nora-
drelin, erhöht. All diese Stoffe bewirken, dass die Gefäße sich
verengen und der Blutdruck steigt.

Schichtarbeit begünstigt Hypertonie
Wie bereits erwähnt, wurde in einer kürzlich veröffent-
lichten Studie festgestellt, dass Menschen, die regelmäßig
Schicht arbeiten, ein deutlich höheres Risiko für einen zu
hohen Blutdruck haben. (Kim et al. 2016) Was die Forscher
in ihrer Untersuchung außerdem entdeckten: Das Blut der
Probanden wies höhere Werte des sogenannten C-reaktiven
Proteins (CRP) auf, das als wichtiger Marker für Krankheiten und Entzündungen gilt – und eben auch für zukünftige Herzerkrankungen. Dies könnte unter anderem mit
einem Melatonindefizit zusammenhängen, ein Mangel, den
fast alle Schichtarbeiter aufweisen. Melatonin hat, wie Sie
bereits wissen, eine wichtige antioxidative Wirkung. Um
diese zu entfalten, muss es aber natürlich in ausreichender Menge produziert werden. Ein weiterer Grund für die

Entzündungsreaktionen: Wenn wir schlafen, durchlaufen unsere Zellen extrem wichtige Reparaturprozesse. Wenn diese Mechanismen nicht mehr stattfinden können, greift das die Zellen an, was wiederum einem Entzündungsprozess entspricht, der sich dann verselbstständigen kann. Gleichzeitig konnte auch gezeigt werden, dass der Schlaf am Tag diese Entzündungsprozesse nicht unterdrückt.

Arteriosklerose

Eine Arterienverengung, durch die das Blut nicht mehr zu den Organen fließen kann, ist das Merkmal einer Arteriosklerose. Dadurch steigt nicht nur der Blutdruck an, es werden auch lebenswichtige Organe oftmals nicht mehr ausreichend mit Blut versorgt.

Risiko Schichtarbeit

Wie eine schon etwas ältere Studie festgestellt hat: Männer, die Schicht arbeiten, haben ein deutlich höheres Risiko, an Arteriosklerose zu erkranken. Bringt man das Krankheitsbild vielleicht eher mit älteren Menschen in Zusammenhang, so zeichnen die Forscher ein anderes Bild. Denn die Untersuchung hat gezeigt, dass das Risiko für diese Erkrankung auch junge Männer unter 40 Jahren betrifft, die Schichtdienst leisten! (Puttonen et al. 2009) Ähnlich wie beim Herzinfarkt scheint die Umkehrung der normalen Chronobiologie Entzündungsprozesse zu begünstigen, die dann zur Arteriosklerose führen.

Herzinfarkt

Das Herz ist unser wichtigster Muskel und das zentrale Organ des Blutkreislaufs, das pro Minute etwa fünf bis sechs

Liter Blut durch den Körper pumpt; im Laufe eines Menschenlebens sind das unglaubliche 250 Millionen Liter. Die Hauptaufgabe dieses 300 Gramm schweren Muskels, der aus zwei im gleichen Takt schlagenden Pumpen besteht, ist es, den Blutkreislauf aufrechtzuerhalten. Das Herz schlägt etwa 70 Mal pro Minute. Die rechte Pumpe hat die Aufgabe, den Lungenkreislauf zu versorgen, während die linke Pumpe Blut über die Aorta in den Körperkreislauf befördert. Und das ist wichtig: Denn wie alle Organe wird auch das Herz durch die Blutgefäße mit Nährstoffen und Sauerstoff versorgt. Kommt es hier zu Engpässen, ist der Herzinfarkt fast unausweichlich.

Herzinfarkt folgt circadianem Rhythmus
Wie sich gezeigt hat, folgt ein Herzinfarkt nicht nur saisonalen, sondern auch circadianen Mustern. Speziell in den Morgenstunden besteht ein größeres Risiko für einen Herzinfarkt. Dies könnte zum Teil an den erhöhten Cortisolwerten in der Früh liegen, aber auch mit der Gerinnung zusammenhängen. Denn am frühen Morgen sind die Hormone, die zur Blutgerinnung beitragen – und somit zur Verstopfung von Herzkranzgefäßen –, auf ihrem Höchststand. (Rudnicka et al. 2007)

Kritisch: Morgenstunden
Bei Menschen mit einer Herzerkrankung führt insbesondere diese rasche Zunahme der Hormone zu einem großen Gesundheitsrisiko, denn der Blutdruck und der Puls steigen sprunghaft. – Ein weiterer Grund, warum Herzinfarkte am häufigsten am Morgen auftreten und dann auch am ehesten zu einem plötzlichen Tod führen. Denn unser Herz wird durch diese Steigerungen stark beansprucht: Es muss mehr

Blut pumpen, um die Sauerstoffzufuhr des Körpers aufrechtzuerhalten. Auch Blutplättchen neigen übrigens dazu, eher am
Morgen zu verklumpen, wodurch sich nicht nur das Risiko
für Herzinfarkte, sondern auch für einen Schlaganfall erhöht.

Standardbehandlung: Chronotherapie

Da Herzinfarkte dem soeben beschriebenen Tagesrhythmus
folgen, könnten Behandlungsmethoden und Medikamente
am wirksamsten sein, wenn sie zeitlich abgestimmt werden.
Einige Blutdruckmedikamente haben die größte Wirkung,
wenn sie spätnachts eingenommen werden. Dadurch kann
nämlich vermieden werden, dass der Blutdruck am Morgen
zu hoch ist. Auch das Risiko einer morgendlichen Blutgerinnung kann durch eine chronobiologisch korrekte Medi-
kation verringert werden: zum Beispiel durch Aspirin, das
am späten Abend eingenommen wird, oder andere Medikamente, die zu diesem Zeitpunkt ihren höchsten Wirkungs-
grad entfalten.

Schlaganfall

Viele Studien haben ergeben, dass auch ein Schlaganfall
einen circadianen Rhythmus zeigt und vor allem zwischen
6:00 und 12:00 Uhr auftritt, während zwischen Mitternacht
und 6:00 Uhr das Schlaganfallrisiko bedeutend geringer ist.
(Uddin et al. 2015) Die Wissenschaftler vermuten, dass dabei
zahlreiche Faktoren eine Rolle spielen, etwa die tägliche Variation des Blutdrucks oder die Herzfrequenz.

Zeitumstellung begünstigt Schlaganfall

Wie sensibel der circadiane Rhythmus unseres Herz-Kreislauf-Systems ist, zeigt auch das vermehrte Auftreten von

Schlaganfällen bei der Umstellung auf die Sommerzeit, wie Sie schon im ersten Teil dieses Buches gehört haben. Nach wenigen Tagen ist dieses Risiko zwar wieder vermindert, dennoch beweist diese abrupte Störung unseres normalen Rhythmus, welche gefährlichen Gesundheitsfolgen daraus resultieren können. (Sipilä et al. 2016)

Blutgefäße reagieren auf Rhythmusverschiebung
Das betrifft auch und vor allem die Auswirkungen von Schichtarbeit, die eine permanente Störung unseres circadianen Rhythmus bedeutet. Gerade beim Schlaganfall führen eine gestörte Gefäßfunktion, Bluthochdruck und eben auch die aus dem Takt geratenen Uhrgene zu einer ernsten Situation, wie eine etwas ältere Studie festgestellt hat. (Rudic 2009) Denn jede Änderung der gewohnten Rhythmik, zum Beispiel durch Schlafentzug oder eben Schichtarbeit, betrifft unsere zentrale innere Uhr, die diese Rhythmusänderung auch an die Uhrgene in den Blutgefäßen weiterleitet. Dies wiederum führt dazu, dass bestimmte, schützende Zellprodukte nicht mehr zur richtigen Zeit hergestellt werden können.

Gefahr von freien Radikalen
Unser Gehirn ist ein sehr sensibles Organ, das über wenig antioxidative Moleküle verfügt, um sich vor der zerstörerischen Wirkung von oxidativem Stress zu schützen. Gerade dieser ist es aber, der die Schwere eines Schlaganfalls beeinflussen kann, da die irreparablen Gewebeschäden nach einem Schlaganfall auf freie Radikale zurückzuführen sind. (Pandi-Perumal et al. 2013) Melatonin hat sich hier als höchst effizient herausgestellt: sowohl was die Vorbeugung als auch was die Akutbehandlung betrifft. Denn dank seines antioxidativen

Potenzials kann das Hormon helfen, die (Folge-)Schäden im Gehirn nach einem Schlaganfall zu lindern. (Andrabi et al. 2015) Somit ist auch nach einem Schlaganfall und/oder Herzinfarkt ein normaler Tag-Nacht-Rhythmus bzw. ein gesunder Schlaf von großer Bedeutung, um die Heilungsprozesse zu unterstützen.

Schlaf

Kennen Sie Tage, an denen Ihnen das Aufstehen besonders schwerfällt? Sie kommen dann einfach nicht in Schwung, sind schlecht gelaunt und können sich nicht konzentrieren? Vielleicht haben Sie an solchen Tagen auch richtigen Heißhunger auf Schokolade oder Chips? Kann sein, dass auch Ihre Verdauung nicht so funktioniert wie gewöhnlich? – Sie sehen schon: Allein eine Nacht, in der Sie nicht so gut schlafen, hat Konsequenzen, die sich auch sofort bemerkbar machen.

Schlaf ist lebenswichtig

Gesunder und ausreichender Schlaf ist essenziell für unser Wohlbefinden und wichtig für unsere Erholung und Leistungsfähigkeit. Denn der Schlaf erfüllt viele wichtige Funktionen in unserem Körper: für unser Gehirn, unsere Organe, unseren Stoffwechsel und unsere mentale Gesundheit. (Kunz 2006) Schlaf stärkt außerdem unser Immunsystem (Westermann et al. 2015): Menschen, die zu wenig schlafen oder zur falschen Zeit schlafen müssen, erkranken viermal so häufig an einer Grippe oder Erkältung, weil ihr Immunsystem durch das Schlafdefizit geschwächt ist. (Prather et al. 2015) Machen Sie sich bewusst: Während wir schlafen, finden wichtige Prozesse in unserem Organismus statt. Unser

Körper regeneriert sich, unsere Zellen werden repariert und auch unser Gehirn braucht diese Ruhephase, um Eindrücke des Tages zu verarbeiten und Gelerntes im Langzeitgedächtnis abzuspeichern.

Schlüsselhormon Melatonin

Die Wissenschaft der Chronobiologie hat längst erkannt, dass der Körper, um einen guten und gesunden Schlaf zu finden, vor allem Melatonin benötigt, das Nachthormon, das eine maßgebliche Rolle für die Regulierung des circadianen Rhythmus spielt. Von der Zirbeldrüse im Gehirn produziert, steuert Melatonin als endogener, hormoneller Zeitgeber unsere innere Uhr, stimuliert die Aktivität vieler Zellgruppen und reguliert unseren Schlaf. Ist die Melatoninproduktion gestört oder wird nicht genügend dieses Hormons gebildet bzw. zur richtigen Zeit ausgeschüttet, ist unser Schlaf beeinträchtigt, was wiederum zu einer Reihe von unterschiedlichen Erkrankungen führen kann.

Jeder Mensch hat sein persönliches Schlafmaß

Das Schlafverhalten ist von Mensch zu Mensch verschieden und abhängig vom jeweiligen Chronotyp, das heißt, ob Sie eher eine Eule, also ein Nachtmensch, sind oder eine Lerche, ein Frühaufsteher. Auch wenn Menschen unterschiedlich lange Schlaf brauchen, hat sich gezeigt: Als gesund gilt eine Schlafzeit von ca. sieben bis acht Stunden. Babys und Kinder brauchen natürlich mehr Schlaf, und auch einige Erwachsene fühlen sich am besten ausgeruht, wenn sie zum Beispiel neun Stunden schlafen. Nur sehr wenige Personen kommen mit sechs Stunden Schlaf aus.

Zyklische Schlafphasen

Es ist Ihnen vermutlich bekannt, dass unser Schlaf einem fixen Zyklus folgt, bei dem die unterschiedlichen Phasen wiederum unterschiedliche Funktionen erfüllen. Während im Leichtschlaf, der 60 Prozent unseres Schlafs ausmacht, Puls, Atemfrequenz und Blutdruck sinken, ist der Tiefschlaf überaus wichtig für unser Gehirn, das diesen ersten Teil der Nacht nutzt, um aufzuräumen. Im REM-Schlaf steigen Puls, Atemfrequenz und Blutdruck wieder, unser Gehirn ist jetzt am aktivsten, indem Informationen verarbeitet werden, aber auch Stress bewältigt wird.

Schlaf macht schlau

Beobachten Sie sich das nächste Mal, wenn Sie eine kurze Nacht hinter sich haben oder schlichtweg schlecht geschlafen haben, weil Sie mehrmals aufgewacht sind: Wie steht es um Ihre Konzentration? Haben Sie Probleme, Informationen, die Ihnen sonst geläufig sind, abzurufen? Vielleicht fällt Ihnen auch das tägliche Kreuzworträtsel nach solchen Nächten besonders schwer? Möglicherweise sind Sie auch viel zu fahrig, um sich länger mit einer Sache zu beschäftigen? – Die Ursache dafür: Ihr Gehirn hatte in diesem Fall keine Zeit, sich zu sammeln und neu zu organisieren.

Denn unser Gedächtnis funktioniert nach einem ganz bestimmten Prozess des Speicherns und Abrufens von Informationen. Was hier so einfach klingt, wird von einem sehr komplexen Vorgang geregelt, der mehrere Bereiche des Gehirns einbezieht. Die Aufnahme von Informationen findet im Hippocampus statt, sie werden mithilfe der Amygdala weiterverarbeitet, um dann im Kurzzeitgedächtnis gespeichert zu werden. Werden diese Informationen immer wieder abgerufen, wandern sie ins Langzeitgedächtnis – ein Prozess, den wir als Gedächtniskonsolidierung bezeichnen und der vor allem während des Schlafs, in der REM-Phase, vor sich geht.

Wer permanent unter Schlafmangel leidet, muss mit einer verringerten Gedächtnisleistung rechnen, was etliche Studien belegt haben. (Trinder et al. 2001, Rasch & Born 2013) Dies betrifft vor allem Menschen über 60 Jahre, eine Personengruppe, die primär an Melatoninmangel und somit Schlafstörungen leidet.

Schlaf macht schlank

Wer zu wenig schläft, weist auch ein erhöhtes Risiko auf, an Übergewicht zu erkranken. Besonders spätabends neigen wir zu kalorienreicher Kost. Studien haben gezeigt, dass Personen, die weniger Schlaf bekommen, mehr essen als jene, die ausreichend schlafen. Denn Schlafmangel steigert unseren Appetit, egal um welche Uhrzeit. Zudem handeln wir impulsiver, die Entscheidung, auf die halbe Tafel Schokolade vor dem Zubettgehen *nicht* zu verzichten, treffen wir leichter. (Lundahl & Nelson 2015)

Zu einem ähnlichen Ergebnis kam eine Studie mit Jugendlichen im Alter von 14 bis 17 Jahren. Schliefen sie 6,5 Stunden pro Nacht, stuften sie ihren Appetit auf Süßigkeiten höher ein als bei einer Schlafdauer von zehn Stunden, und zwar um 52 Prozent. (Simon et al. 2015) Wieder eine andere Untersuchung beobachtete das Essverhalten von Kindern, die weniger als zehn Stunden schliefen. Das Ergebnis: Sie konsumierten mehr Limonade und aßen weniger Gemüse als jene Kinder mit ausreichend Schlaf. (Franckle et al. 2015)

Verantwortlich dafür könnten Hormonveränderungen sein, die durch fehlenden Schlaf ausgelöst werden. Vor allem Ghrelin, ein appetitanregendes Hormon, wird von einem Schlafdefizit beeinflusst, so die Forscher. (Broussard et al. 2016)

In einer weiteren Studie konnte gezeigt werden, dass Personen, die durchschnittlich nur sechs Stunden schliefen, einen um 3 cm größeren Taillenumfang hatten – und natürlich auch mehr Gewicht auf die Waage brachten – als jene, die neun Stunden schliefen. (Potter et al. 2017) Übrigens resultiert zu wenig Schlaf auch meist in weniger körperlicher Betätigung, wie das Ergebnis einer anderen Forschungsgruppe ergeben hat. (Bromley et al. 2012) Zu wenig Bewegung begünstigt bekanntlich auch die Gewichtszunahme.

Spätes Essen und Schlaf – eine Wechselwirkung?
Sie fragen sich jetzt vielleicht, ob zwischen Essen und Schlaf eine Wechselwirkung besteht, ob also spätes Essen am Abend auch Ihren Schlaf beeinflussen kann? Eine Studie widmete sich dieser Frage und kam zu dem Schluss: Bei Probanden, deren Essenszeiten und Kalorienzufuhr nicht kontrolliert wurden, die also zu sich nehmen konnten, was und wann immer sie wollten, zeigte sich eine geringere Slow-Wave-Sleep- bzw. Tiefschlafphase. Sie brauchten auch länger zum Einschlafen, vor allem, wenn sie mehr gesättigte Fettsäuren aßen. Personen wiederum, die mehr Zucker und Kohlenhydrate zu sich nahmen, hatten mehr sogenannte Arousals, das heißt Weckreaktionen während des Schlafs. (St-Onge et al. 2016) Sie sehen schon: Es zahlt sich in jeder Hinsicht aus, auf die Mitternachtsjause zu verzichten!

Was sind Arousals?

Bei den eben genannten Arousals handelt es sich um Schlafphäno-
mene, die kürzer als 30 Sekunden dauern und die, gemeinsam mit
der CAP-Rate (Cyclic Alternating Pattern), die Mikrostruktur unseres
Schlafs ausmachen. Jeder CAP-Zyklus dauert zwischen 2 und 60
Sekunden und ist im EEG als Muster erkennbar. Jedes Arousal zeigt
sich in einer erhöhten CAP-Rate: Je höher die CAP-Rate, umso mehr
wird unser Schlaf gestört. (Penzel et al. 2015)

Schlaf macht gesund

Dass sich zu wenig Schlaf negativ auf unser Immunsystem auswirkt, haben Sie schon gehört. Dabei kann es sich
um eher harmlose Formen wie Erkältungen und Grippe
handeln, jedoch können Schlafschwierigkeiten langfristig zu
ernsthaften gesundheitlichen Problemen führen. So erhöhen
chronische Schlafstörungen in durchschnittlich drei von
sieben Nächten die Wahrscheinlichkeit für Magen-Darm-
Beschwerden, Herzinfarkt, Schlaganfall, Diabetes, Gefäß-
erkrankungen, bis hin zu Krebs.

Einfluss auf geistige Gesundheit

Auch psychische Erkrankungen werden nicht selten durch
permanenten Schlafmangel gefördert. Im günstigeren Fall
äußert sich dies durch ständige Müdigkeit, leichte Reizbar-
keit, Antriebslosigkeit und Stimmungsschwankungen. Im
schlimmsten Fall können Halluzinationen oder Depressionen die Folge sein. Diese Störungen können auftreten, da
unser Gehirn durch ein permanentes Schlafdefizit völlig
überlastet wird. Besonders gefährlich ist das für Menschen,
die anfälliger für psychische Erkrankung sind, zum Beispiel
durch erbliche Faktoren.

Schlafstörungen

Leider ist erholsamer Schlaf nicht selbstverständlich. 20 bis 30 Prozent der Menschen leiden an Schlafstörungen, wobei Männer und Frauen gleichermaßen damit zu kämpfen haben. Bei den über 65-Jährigen sind sogar zwischen 70 und 80 Prozent betroffen. Von einer Schlafstörung spricht man übrigens, wenn eine Person weniger als sechs Stunden pro Nacht schläft, und das über einen Zeitraum von mindestens sechs Monaten an drei bis vier Tagen die Woche. Nur etwa ein Drittel sucht deswegen allerdings einen Arzt auf. Und das, obwohl mangelhafter Schlaf nicht nur die Lebensqualität massiv einschränkt, sondern auch gesundheitliche Probleme hervorrufen kann.

So ergab eine Studie mit 130.000 Teilnehmern, dass schon leichte Störungen des Schlafs das Risiko für Übergewicht um 35 Prozent erhöhen, für Diabetes um 54 Prozent und für Herz-Kreislauf-Erkrankungen um 98 Prozent. Das Risiko für einen Schlaganfall verdoppelte sich. (Irwin et al. 2016)

Exogene Schlafstörungen

Licht in der Nacht, Koffein und Alkohol, Medikamente, Stress: Wir kennen viele Rhythmuszerstörer, die mit ihrem Einfluss auf unseren Schlaf ernste gesundheitsgefährdende Konsequenzen nach sich ziehen.

Jetlag

Wenn Sie schon einmal eine längere Flugreise unternommen haben, dann haben Sie Jetlag vermutlich bereits selbst erlebt und fühlten sich in den ersten Tagen nach Ihrer Ankunft – oder auch nach Ihrer Rückkehr – völlig aus Ihrem inneren

Test 3:
So erkennen Sie eine Schlafstörung

> Sie haben Schwierigkeiten einzuschlafen.
> ○ gar nicht   ○ selten   ○ häufig   ○ sehr häufig

> Sie wachen in der Nacht mehrmals auf.
> ○ gar nicht   ○ selten   ○ häufig   ○ sehr häufig

> Sie schlafen unruhig und fühlen sich am Morgen nicht erholt.
> ○ gar nicht   ○ selten   ○ häufig   ○ sehr häufig

> Sie haben Probleme, in der Früh auf Touren zu kommen.
> ○ gar nicht   ○ selten   ○ häufig   ○ sehr häufig

> Sie haben während des Tages ein großes Schlafbedürfnis.
> ○ gar nicht   ○ selten   ○ häufig   ○ sehr häufig

> Sie fühlen sich oftmals erregt und angespannt.
> ○ gar nicht   ○ selten   ○ häufig   ○ sehr häufig

Auswertung:

Haben Sie häufig/sehr häufig mehr als dreimal angekreuzt, liegt aller Wahrscheinlichkeit nach eine Schlafstörung vor. Bitte konsultieren Sie Ihren Arzt.

Rhythmus geworfen. Ein ganz natürlicher Prozess: Denn die inneren Uhren brauchen Zeit, um sich an die plötzlich neue Uhrzeit bzw. den neuen Tag-Nacht-Rhythmus zu gewöhnen. Der Jetlag verstärkt sich übrigens, je mehr Zeitzonen überquert werden, da eine Anpassung der inneren Rhythmen nur langsam erfolgt. Und auch die Flugrichtung ist dafür maßgeblich. So kann der Körper mit Flügen nach Westen besser umgehen als mit Flügen nach Osten. Der Grund dafür ist, dass unsere innere Uhr nicht exakt im 24-Stunden-Takt läuft, sondern in etwas längeren Taktphasen. Daher sind Flüge nach Westen vorteilhafter für unsere innere Uhr, weil der

Tag verlängert wird und die innere Uhr sich besser einstellen kann.

Tipps gegen Jetlag

- Stellen Sie schon im Flieger Ihre Uhr auf die neue Zeit im Zielland um.
- Versuchen Sie, sofort dem neuen Tagesrhythmus zu folgen.
- Halten Sie sich tagsüber viel im Freien auf.
- Wenn Sie in den Osten reisen: Gehen Sie einige Tage vor Ihrem Abflug ein bis zwei Stunden früher ins Bett.
- Wenn Sie sich in westliche Richtung begeben: Gehen Sie vor Ihrer Abreise später als gewöhnlich schlafen.
- Überlegen Sie, zu einer Melatoninergänzung zu greifen, um Ihren Urlaub von der ersten Minute an zu genießen.

Schichtarbeit

Stellen Sie sich vor, Sie reisen mindestens im Wochentakt in eine andere Zeitzone. Kaum haben Sie sich an den neuen Rhythmus gewöhnt, geht es schon wieder zurück und dieser Kreislauf beginnt von Neuem. Dieses Szenario kennen Menschen, die in ständig wechselnden Schichten arbeiten, nur allzu gut. Ihr circadianer Rhythmus wird dabei aus dem Gleichgewicht gebracht, weil sie ihre innere Uhr immer wieder umstellen müssen. Die Folge: ein permanentes Schlafdefizit. Auch weil ihre Schlafdauer um zwei bis vier Stunden kürzer ist als bei Menschen, die normale Arbeitszeiten haben. Dieses Defizit kann tagsüber nicht nachgeholt werden. Denn die Schlafqualität am Tag ist eine völlig andere als in der Nacht, da die nächtlichen Reparatur- und Regenerationsmechanismen nicht ablaufen können.

Gefährliche Auswirkungen

Viele Studien beschäftigen sich seit Jahren mit den Auswirkungen von Schichtarbeit und stellen besorgniserregende Zusammenhänge her: Wer länger als zehn Jahre Nachtarbeit verrichtet, muss mit verminderter Gedächtnisleistung und Denkvermögen rechnen, auch der Alterungsprozess beschleunigt sich rapide. (Marquié et al. 2015) Die WHO, die Weltgesundheitsorganisation, hat Schichtarbeit sogar als karzinogen, also als krebsfördernd eingestuft. – Ein Zusammenhang, den auch zahlreiche Studien bestätigt haben. (Benabu et al. 2015) Es wurde unter anderem festgestellt, dass sich das Brustkrebsrisiko um bis zu 65 Prozent erhöhen kann. Ähnliches gilt für Darm- und Prostatakrebs.

Wie Sie mit wechselnden Schichten besser zurechtkommen

- Setzen Sie sich für eine sehr helle Beleuchtung am Arbeitsplatz ein, im Idealfall über 300 Lux, um nächtliche Tiefpunkte zu übertauchen.
- Kurze Schlummereinheiten (Powernapping) während der Nachtschicht erhöhen die Konzentration. Diese Nickerchen sollten zwischen 5 und 10 Minuten lang sein.
- Tragen Sie auf dem Nachhauseweg eine Sonnenbrille, damit der Körper nicht mehr auf Tag programmiert ist, auch wenn es draußen bereits hell ist.
- Nehmen Sie leichte Mahlzeiten zu sich, die Ihren Körper nicht müde und träge machen.
- Versuchen Sie, so viel Bewegung wie möglich in Ihren Alltag zu integrieren.
- Halten Sie feste Essens-, Pausen- und Schlafzeiten ein.

Pharmakologisch induzierte Schlafstörung

Dass Koffein, aber auch Alkohol wahre Rhythmuszerstörer sind, haben Sie schon im ersten Teil dieses Buches gehört. Das betrifft auch bestimmte Medikamente, wie Betablocker, Benzodiazepine oder Antidepressiva. Sie scheinen die körpereigene Melatoninausschüttung zu blockieren, was zu Schlafstörungen, besonders zu Durchschlafproblemen, führen kann. Gleichzeitig bewirkt der Melatoninmangel, dass alle Uhren im Körper mehr oder weniger desynchronisiert werden.

Psychische Faktoren

Wir alle kennen diese Phasen: Haben wir Stress oder Sorgen, schlafen wir plötzlich nicht mehr so gut. Wir haben Probleme mit dem Einschlafen, weil unser Kopfkarussell sich nicht aufhört zu drehen, in der Nacht wachen wir vielleicht mehrmals auf, ohne zurück in einen erholsamen Schlaf zu finden. Denn die menschliche Psyche ist sehr komplex. So können Stress, Ärger und Ängste ebenso verantwortlich sein für Schlafstörungen wie ernsthaftere psychische Erkrankungen, wie zum Beispiel Depressionen oder Burnout. Daher ist es wichtig, dass Sie den Ursachen für diese Probleme auf den Grund gehen, nur so kommen Sie zu Ihrem gesunden Schlaf.

Tipps für einen gesunden Schlaf

- Schlafen Sie mindestens sieben Stunden, um gesund zu bleiben, nicht dick zu werden und intelligenter zu sein.
- Gehen Sie jeden Tag zur selben Zeit schlafen.
- Stehen Sie morgens immer zur selben Zeit auf.
- Betreiben Sie keinen exzessiven Sport vor dem Schlafengehen.

- Essen Sie ca. drei Stunden vor dem Schlafengehen Ihre letzte Mahlzeit, verzichten Sie dabei auf schwere Speisen.
- Lassen Sie den Abend mit ruhigen Aktivitäten ausklingen.
- Vermeiden Sie Schlafmittel.
- Verzichten Sie auf Alkohol.
- Setzen Sie sich vor dem Zubettgehen keinem blauen Licht, zum Beispiel durch Handys, Tablets oder das TV-Gerät, aus.

Endogene Schlafstörungen

Probleme beim Ein- oder Durchschlafen können aber auch durch Prozesse im Körper hervorgerufen werden – weil die Melatoninproduktion im Laufe des Lebens abnimmt oder weil neurologische Faktoren für die Schlafstörung verantwortlich sind. Was diese Schlafstörungen gemeinsam haben: Der Körper produziert zu wenig Melatonin oder es wird zur falschen Zeit ausgeschüttet.

Melatonin- und Serotonindefizit

Um Melatonin bilden zu können, braucht der Körper ausreichend Serotonin. Unsere moderne Lebensart, die von täglichem Stress, ungesunder Ernährung, Reizüberflutung und Bewegungsmangel geprägt ist, kann neben körperlichen Erkrankungen mitverantwortlich sein für einen Serotoninmangel. Besonders das Alter spielt hier eine maßgebliche Rolle. Denn wie Sie schon gehört haben: Je älter wir werden, desto weniger Melatonin wird von der Zirbeldrüse hergestellt, da diese nach und nach verkalkt bzw. die Fähigkeit verliert, aus Serotonin Melatonin herzustellen. Andererseits verlieren wir im Alter auch zunehmend die Fähigkeit, Serotonin herzustellen, was mit zu einem Melatoninmangel führen kann.

Wie negativ Licht auf unseren Schlaf einwirkt, wissen Sie bereits. Speziell Licht während der Nacht hemmt die körpereigene Melatoninproduktion, mit Schlafstörungen als Konsequenz. Insbesondere das sogenannte blaue Licht, wie das von Handys, Laptops und TV, hat hier eine besonders starke Hemmwirkung, weshalb wir und vor allem unsere Kinder am Abend diese Geräte unbedingt meiden sollten.

Rückverlagertes Schlafphasensyndrom (Delayed sleep onset syndrome)

Beim rückverlagerten Schlafphasensyndrom haben die Betroffenen Probleme beim Einschlafen, was ganz typisch für Jugendliche und jüngere Erwachsene ist, die zum Chronotyp der Nachteulen zählen. Sie machen die Nacht zum Tag, bleiben bis in die frühen Morgenstunden wach und schlafen, vor allem am Wochenende, bis in den Nachmittag hinein. Grundsätzlich wäre ein solches Schlafverhalten nicht schädlich – immerhin schlafen sie sieben oder mehr Stunden –, aber der normale Alltag während der Woche zwingt sie dazu, gegen den endogenen Rhythmus zu leben. Ergebnis: Chronodisruption mit all seinen Folgen.

Als Therapie dieses Syndroms hat sich eine morgendliche Lichttherapie bewährt, mit der der Schlaf-Wach-Rhythmus nach vorne verlagert wird. Ähnliche Effekte erzielt man, wenn man in den ersten Abendstunden Melatonin einnimmt.

Schlaf-Wach-Störung bei Blinden (Non-24-Syndrom)

Menschen, die ihr Augenlicht verloren haben, leiden oft am Non-24-Syndrom, da sie nicht in der Lage sind, ihre innere Uhr auf den 24-Stunden-Rhythmus eines Tages einzustellen. Dies hat eine chronische Störung des Tag-Nacht-Rhythmus zur Folge, die unbedingt behandelt werden muss. Die Personen leben mit einem eigenen Rhythmus, der ca. 24,5 bis 25 Stunden beträgt. Wie sich das auswirkt? Sie schlafen jeden Tag um ca. 30 Minuten später ein bzw. wachen eine halbe Stunde später auf, was Konsequenzen für wichtige Körperfunktionen hat: Denn alle anderen Rhythmen des Körpers, wie zum Beispiel Körpertemperatur, Hormonausschüttung oder das Aktivitätshoch, verschieben sich dementsprechend. Da der Alltag sich jedoch nicht verschiebt, erleiden sie einen täglichen Jetlag.

Was können Betroffene nun tun, um ihre innere Uhr wieder mit dem 24-Stunden-Rhythmus des Tages zu synchronisieren? Als hilfreich hat sich eine kombinierte Licht- und Melatonintherapie erwiesen, um damit einen geregelten Schlaf-Wach-Rhythmus aufzubauen. (Uchiyama & Lockley 2015) Allerdings ist diese Therapiemöglichkeit mit Licht nur bei jenen Patienten angezeigt, die noch über Rezeptoren in der Retina verfügen, die für die Lichterkennung verantwortlich sind. Sollten diese nicht vorhanden sein, bleibt lediglich die Melatonintherapie. Durch von außen zugeführtes Melatonin ist es möglich, die körpereigene Melatoninproduktion wieder in die Nachtphase zu verlagern und dort zu fixieren. (Skene & Arendt 2007)

Restless-Legs-Syndrom

Um eine weit verbreitete neurologische Erkrankung handelt es sich beim Restless-Legs-Syndrom (RLS), auch „Syndrom der ruhelosen Beine" genannt. Dabei liegt eine Störung des zentralen Nervensystems vor. Im Vordergrund stehen Missempfindungen und Schmerzen in den Beinen, die ganz unterschiedlich wahrgenommen werden: zum Beispiel durch Kribbeln, Stechen, Ziehen oder Reißen. Viele von uns haben diese Symptome schon einmal erlebt: Kaum liegt man im Bett, hat man das Bedürfnis, die Beine zu strecken und zu bewegen, was meist auch hilft. Frauen leiden übrigens doppelt so häufig wie Männer daran, im Speziellen Schwangere in den letzten Wochen vor der Geburt.

Die Ursachen für dieses Syndrom konnten noch nicht vollständig geklärt werden, es wird jedoch eine genetisch bedingte Anfälligkeit vermutet. Studien zufolge kann aber auch eine Störung des Dopaminhaushalts für das RLS verantwortlich sein, der Zusammenhang mit einem Melatonindefizit wird ebenfalls erforscht. (Ramar & Olson 2013)

Powernapping ist erlaubt
Haben Sie schon einmal versucht, nach einer zu kurzen Nacht das Defizit am Tag mit ein paar Stunden Schlaf nachzuholen? Wie haben Sie sich gefühlt, als Sie aufgewacht sind? Waren Sie fit oder eher abgeschlagen und noch müder als vorher? – Kein Wunder! Denn Schlaf lässt sich leider nicht nachholen. Der Grund: Die Schlafarchitektur in der Nacht ist eine ganz andere als am Tag. Das liegt auch an unserer Körpertemperatur, die tagsüber nicht sinkt, anders als in der Nacht.

Manche von Ihnen schwören vielleicht auf ein kurzes Nickerchen nach dem Mittagessen, um fit für den bevorstehenden Nachmittag zu werden. Wie steht es damit? Ist ein Powernap zu empfehlen? – Ja, wenn 45 Minuten nicht überschritten werden. Dieser Zeitraum bringt unseren circadianen Rhythmus nicht durcheinander, das heißt, er beeinträchtigt nicht das Einschlafen in der Nacht. Macht man es richtig, kann ein kurzes Schläfchen am Tag sogar gesundheitsfördernd sein, so ein Studienergebnis: Denn Menschen, die ein Nickerchen machen, neigen dazu, einen niedrigeren Blutdruck zu haben und weniger Medikamente gegen Bluthochdruck zu benötigen. Zudem haben diese Personen häufig ein besseres Erinnerungsvermögen und sind nach dem Mittagsschlaf aufmerksamer, wodurch ihre Produktivität steigt. Und: Sie sind auch weniger anfällig für Unfälle. (Kallistratos 2015)

Diabetes

Mit 415 Millionen Diabetes-Patienten weltweit (Stand 2015) zählt Diabetes mellitus zur dritthäufigsten Volkskrankheit, die allein 2015 4,96 Millionen Menschen ihr Leben kostete. – Tendenz steigend. Erschwerend kommt hinzu, dass rund 180 Millionen Fälle bislang nicht diagnostiziert sind, wie die Internationale Diabetes-Gesellschaft (International Diabetes Federation, IDF) schätzt. Diabetes mellitus wird damit zu einem der größten Gesundheitsprobleme unserer Zeit, das bis 2040 weltweit 640 Millionen Menschen betreffen wird, so die Prognosen. (International Diabetes Federation 2015)

Was ist Diabetes?

Wir unterscheiden zwei Formen von Diabetes: Während Typ 1 eine Autoimmunerkrankung ist, die vor allem jüngere Menschen betrifft, handelt es sich bei Diabetes Typ 2 um eine metabolische Störung, die wir uns – salopp formuliert – angezüchtet haben, und zwar durch falsche Ernährung, Bewegungsmangel usw. Bei beiden Typen produziert der Körper das Insulin nicht mehr in ausreichender Menge, wodurch die Blutzuckerwerte steigen und es zu einer sogenannten Hyperglykämie, einer Überzuckerung, kommt.

Erkrankten an dieser gefährlichen Stoffwechselerkrankung in der Vergangenheit eher ältere Menschen, sind heute auch Jüngere, sogar Kinder, davon betroffen. Verantwortlich dafür ist unser Lebensstil mit ungesunder Ernährung und wenig Bewegung, der in dramatischen gesundheitlichen Konsequenzen resultieren kann, darunter Durchblutungsstörungen, Bluthochdruck, zu hohe Cholesterinwerte, Augenerkrankungen, Schlaganfälle und andere metabolische Störungen.

Was ist ein metabolisches Syndrom?

Ein metabolisches Syndrom, auch Syndrom X genannt, ist eine Ansammlung von Risikofaktoren, wie zum Beispiel hoher Blutzucker, hohes Cholesterol, hoher Blutdruck und ein großer Hüftumfang, die sich auf die Funktion der inneren Organe auswirken können. Die Folgen sind schwere Erkrankungen, wie Typ-2-Diabetes, Herz- und Schlaganfälle. Dabei erhöht bereits ein einzelner Risikofaktor die Anfälligkeit für diese Krankheiten.

Schlüsselhormon Insulin

Sie haben bereits gehört, dass unsere Nebenuhren, zum Beispiel in der Leber, besonders sensibel auf unsere Ernährung reagieren. (Eckel-Mahan et al. 2013, Ribas-Latre & Eckel-Mahan 2016) Sind diese „slave clocks" aus dem Takt, können sie auch unseren zentralen Schrittmacher, den SCN, aus seinem Rhythmus bringen, wodurch die unterschiedlichen Uhren in unserem Körper nicht mehr synchronisiert werden – mit ernsten Krankheitsbildern als Konsequenz.

Ein Schlüsselhormon hierbei, das auch bei Diabetes die wichtigste Rolle spielt, ist das Insulin, das rhythmisch ausgeschüttet wird. Sind wir gesund, hilft das Insulin der durch unsere Nahrung aufgenommenen Glukose, wichtige Vitamine und Nährstoffe über den Blutkreislauf in alle Zellen und Organe zu transportieren. Produziert der Köper allerdings zu wenig Insulin oder zur falschen Zeit, gelangt die Glukose nicht mehr in die Zellen. Stattdessen schwirren diese Zuckermoleküle frei im Blutkreislauf, was ein Chaos in unserem Körper anrichtet. Denn der Organismus wehrt sich gegen diesen Zustand und pumpt mehr und mehr Zucker ins Blut, ohne sein Ziel aber zu erreichen: die Organe mit lebenswichtigen Nährstoffen zu versorgen. Am Ende entsorgt er den überschüssigen Zucker in die Fettzellen, wo sie eingelagert werden.

Zeitgeber Ernährung

Lange glaubte man – auch in Wissenschaftskreisen –, dass Licht, und damit der Hell-Dunkel-Zyklus, der einzige externe Zeitgeber sei, der unsere inneren Uhren leitet. Das stimmt auch für den SCN, der von außen die Information „Licht" erhält und diese über die Retina an die Organe und die kleinsten Zellen weitergibt.

Zahlreiche Studien in den vergangenen Jahren haben aber nun gezeigt, dass gerade unsere Ernährung einer der wichtigsten Zeitgeber für viele metabolische Prozesse ist. (Vetter & Scheer 2017) Dabei kommt es nicht nur darauf an, was gegessen wird, sondern vor allem auch, wann wir etwas zu uns nehmen und wann wir fasten. Gerade die peripheren Uhren sprechen auf diesen Zyklus besonders an. (Johnston et al. 2016)

Das bestätigte auch eine Studie, bei der die Probanden zunächst eine halbe Stunde nach dem Erwachen das Frühstück erhielten, nach fünf Stunden das Mittagessen und nach wieder fünf Stunden das Abendessen. Nach einigen Tagen wurde dieser Rhythmus geändert und die Studienteilnehmer, gesunde erwachsene Männer, bekamen ihre erste Mahlzeit erst 5,5 Stunden nach dem Aufstehen. Das Ergebnis: Ihre Glukoserhythmen waren verspätet, die Glukosekonzentration reduziert und auch PER 2, ein Uhrgen, wurde verzögert aktiviert, was zeigt: Das Timing spielt eine große Rolle in der Synchronisation der peripheren Uhren und unserer Rhythmen! – Eine wichtige Erkenntnis besonders für jene Menschen, die mit rhythmischen Störungen zu kämpfen haben, zum Beispiel Schichtarbeiter. (Wehrens et al. 2017)

Der Fünf-Mahlzeiten-Mythos

Auch die Insulinausschüttung hat, wie wir wissen, ihren eigenen circadianen Rhythmus und erreicht morgens ihren Höchststand, gefolgt von der Mittagszeit und dem Abend. Die Volksweisheit, man sollte in der Früh wie ein Kaiser essen, kommt also nicht von ungefähr. Essen wir allerdings zwischendurch ein Stück Schokolade oder einen vermeintlich gesunden Müsliriegel, bringt das unseren Insulinhaushalt ziemlich durcheinander.

Sie haben vermutlich schon von der Empfehlung gehört, fünf kleine Mahlzeiten pro Tag zu sich zu nehmen. – Ein falscher Rat! Denn Essen außerhalb der dreimal täglichen Insulinspitzen hat zur Folge, dass ein Teil der Glukose, die wir durch die Nahrung aufnehmen, in unserem Organismus unangetastet bleibt. Was aber passiert damit? Sie wird stattdessen in Fettdepots gelagert. Denn das Insulin sorgt dafür, dass die Zellen immer zuerst Glukose nutzen, bevor sie Fettzellen als Energiequelle heranziehen. Wenn wir also permanent Glukose durch unsere Ernährung produzieren, bleiben unsere Fettdepots unberührt. Die Folge: Wir werden mit den Jahren immer dicker.

Snack vor dem Schlafen

Studien haben auch gezeigt, dass exakt dieselben Speisen unterschiedlich verdaut werden – und zwar abhängig davon, wann sie zu sich genommen werden. (Johnston 2014) Spätabendliches Essen hat dabei besonders negative Auswirkungen. In einer Studie erhielten gesunde Probanden 28 Tage lang vier Mahlzeiten täglich: Frühstück, Mittag- und Abendessen sowie einen Snack vor dem Schlafengehen. Das Ergebnis: Einige der Teilnehmer zeigten geringere Leptin- und auch erhöhte Insulinwerte. Sie erinnern sich: Das Hormon Leptin sorgt dafür, dass wir uns satt fühlen. Wieder andere Studienteilnehmer zeigten sogar auffällig hohe Blutzuckerwerte, ein Stadium, das wir Prädiabetes nennen. (Scheer et al. 2009)

Risikofaktor Lifestyle

Die sogenannte Millennium-Generation, also jene, die in den 1980er- und 1990er-Jahren geboren wurden, wiegt mehr als jede Generation zuvor. In den USA leidet über ein Drittel aller Amerikaner (36,5 Prozent) an Fettsucht, bei Kindern und Jugendlichen liegt der Anteil der stark Übergewichtigen bei 17 Prozent. (Ogden et al. 2015) In Österreich ist jeder Drittklässler übergewichtig, wie der jüngste Bericht der WHO European Childhood Obesity Surveillance Initiative (COSI) zeigt (BMGF 2017) – alarmierende Zahlen, die dringend nach einer Lösung verlangen. Denn deutliches Übergewicht erhöht die Gefahr für Diabetes, Herz-Kreislauf-Erkrankungen, Arthritis, Depression oder Krebs drastisch. (Broussard & Van Cauter 2017) In den USA zählt Fettsucht mit seinen Folgeerkrankungen bereits zur häufigsten Todesursache, die ein gesunder Lifestyle jedoch vermeiden könnte.

Aufhorchen lässt auch eine Studie, die ergeben hat, dass die Millennium-Generation auch dann noch mehr wiegen wird als ihre Vorfahren, wenn sie genauso viel (bzw. wenig) isst wie diese. (Brown et al. 2016) Eine mögliche Ursache dafür: Wie niemals zuvor sind unsere inneren Uhren durch äußere Faktoren beeinflusst, wie Licht, unregelmäßige Arbeits- und Schlafenszeiten usw. Wir leben in einem permanenten Zustand von circadianen Rhythmusstörungen. Schlafen wir zu wenig, bringt das unseren Hormonhaushalt völlig durcheinander. Leptin, das für unser Sättigungsgefühl verantwortlich ist, nimmt ab, während sein Gegenspieler Ghrelin steigt.

Ein weiterer Faktor: Wir nehmen, auch wenn wir ähnlich viele Kalorien zu uns nehmen wie unsere Vorfahren, durch unsere Nahrung mehr an Zucker und Fleisch zu uns als diese. Dies hat Einfluss auf unsere Darmbakterien, die wiederum unseren Stoffwechsel regeln und bei einer „falschen" Nahrungszusammensetzung aus ihrem circadianen Rhythmus kommen.

Achten Sie auf Ihren Magen-Darm-Haushalt

Viele Studien haben bereits darauf hingewiesen, dass unser Magen-Darm-Bakterienhaushalt, auch bekannt als unser Mikrobiom, einen wesentlichen Einfluss auf unser Körpergewicht hat. Wie Sie sich vorstellen können, produzieren Vollkornprodukte und Gemüse eine andere Art von Bakterien als zum Beispiel Schokolade oder Fastfood.

Der enorme Einfluss der Darmbakterien auf unser Gewicht scheint in einem Zusammenhang mit der inneren Uhr unseres Darms zu stehen. Denn wie alle Organsysteme in unserem Körper besitzt auch unser Magen-Darm-Trakt seinen eigenen circadianen Rhythmus. Dieser wird zum Teil durch äußere Faktoren beeinflusst, besonders von den Uhrzeiten, zu denen wir essen. (Thaiss et al. 2014)

Eine neue Studie hat festgestellt, dass der Einfluss der Darmbakterien größer ist, als bisher angenommen wurde: Denn die Bakterien selbst sind es, die den circadianen Rhythmus unseres Darms beeinflussen. (Wang et al. 2017b) Verantwortlich dafür ist ein rhythmisch ausgeschüttetes Protein namens NFIL3, das unserem Darm die Information gibt, wie viel Fett er aufnehmen soll. Essen wir zur falschen Zeit und greifen wir dabei auch noch nach den falschen Lebensmitteln, wird dieser Mechanismus gestört. Denn bestimmte Bakterien scheinen dafür verantwortlich zu sein, dass mehr Fett aufgenommen wird, was wiederum zur Gewichtszunahme führen kann.

Stressresistent dank gesundem Darm

Was Sie vielleicht überraschen wird: Forscher haben entdeckt, dass es zwischen Darm und Gehirn viele Verbindungen gibt, und zwar durch die sogenannte Gehirn-Darm-Achse, die von unserem Nervensystem gesteuert wird. Das bedeutet: Unser Darm beeinflusst auch unsere mentale Gesundheit, vor allem wie wir mit Stress umgehen. (Carabotti et al. 2015, Foster et al. 2017) Ein Grund dafür könnte sein, dass im Darm mehr Serotoninrezeptoren vorhanden sind als im Gehirn. Sie erinnern sich: Serotonin ist das körpereigene Glückshormon, das in der Nacht in Melatonin umgewandelt wird. Ist der Serotoninhaushalt jedoch gestört, zieht das viele gesundheitliche Konsequenzen nach sich: von Schlafstörungen und Depressionen über Antriebslosigkeit bis hin zu chronischem Stress.

Diesen Zusammenhang untersuchte eine Studie, die dafür vier Monate lang Medizinstudenten und ihren Stresslevel in der Prüfungsphase unter die Lupe nahm: Eine Hälfte der Studienteilnehmer bekam probiotische Nahrungsergänzungsmittel in Form von Sauermilch, die andere Hälfte erhielt diese nicht. Nach den Prüfungen berichteten die Studenten, die Probiotika zu sich genommen hatten, von weniger Beschwerden im Magen-Darm-Bereich und weniger Stress. Sie wiesen zudem eine geringere Zunahme an Cortisol auf, das besonders in stressreichen Situationen ausgeschüttet wird. Die Kontrollgruppe, die keine Ergänzungsmittel erhalten hatte, zeigte hingegen einen signifikanten Anstieg bei der Expression jener Gene, die mit Stress und Angst in Verbindung stehen. (Kato-Kataoka et al. 2016) Darüber hinaus wird vermutet, dass selbst die Tageszeit, wann diese Probiotika zugeführt werden, entscheidend sein kann. Erste Studien deuten an, dass es sinnvoll zu sein scheint, diese Mikroorganismen am Morgen einzunehmen – vorausgesetzt, sie werden am Abend mit Präbiotika, also unverdaulichen Ballaststoffen ergänzt, was wiederum die Probiotika im Darm fördert. (Khalesi et al. 2017, Yoshioka et al. 2017, Suez & Elinav 2017)

So sorgen Sie für gesunde Darmbakterien

- Nehmen Sie viele Ballaststoffe wie Vollkorn, Obst und Gemüse zu sich.
- Verzichten Sie auf verarbeitete Nahrungsmittel wie weißen Zucker.
- Essen Sie fermentierte Lebensmittel wie Joghurt oder Sauerkraut.
- Achten Sie auf einen geregelten Schlafrhythmus, da auch dieser den Bakterienhaushalt beeinflussen kann.

Frühstücken fördert die Gesundheit
Zählen Sie zu jenen Menschen, die sich morgens keine Zeit für das Frühstück nehmen? Überdenken Sie in Zukunft dieses Verhalten! Denn wie eine Studie ergeben hat, tragen Sie damit ein erhöhtes Risiko für einen höheren BMI (Body Mass Index) und einen größeren Taillenumfang – beides Faktoren, die das Risiko für Diabetes und Stoffwechselerkrankungen erhöhen. (Watanabe et al. 2014) Warum ist das so? Eine Erklärung könnte darin liegen, dass bei Menschen, die das Frühstück auslassen, der Blutzuckerspiegel extrem in die Höhe getrieben wird, sobald sie dann etwas zu sich nehmen. (Jakubowicz et al. 2017)

Das Frühstück ist aber auch wichtig für unsere Gesundheit, wie eine andere Untersuchung zeigen konnte: Lassen wir das Frühstück aus, erhöht sich das Risiko für Arteriosklerose, ein wichtiger Faktor für Herzinfarkt, Schlaganfall und andere lebensbedrohliche Herz-Kreislauf-Erkrankungen. (Uzhova et al. 2017) Eine Studie mit jungen Männern, die regelmäßig auf das Frühstück verzichteten, ergab sogar erhöhte Triglyzerin- und LDL-Werte – beides wichtige Marker für Cholesterin. (Yoshizaki et al. 2013) Sie sehen also: Es zahlt sich aus, wenn Sie sich Zeit nehmen, in Ruhe zu frühstücken, bevor Sie aus dem Haus gehen.

Chronobiologie der Ernährung
Genießen und seine Gesundheit erhalten – das funktioniert mit einer Ernährung, die auf die Gesetzmäßigkeiten der Chronobiologie abgestimmt ist, das heißt: das Richtige zur richtigen Zeit. (Fauteck & Platzer 2016) Denn unser Körper hat/kennt bestimmte Zeiten, in denen er bestimmte Lebensmittel optimal aufnimmt und verarbeitet. (Siehe Abb. 14)

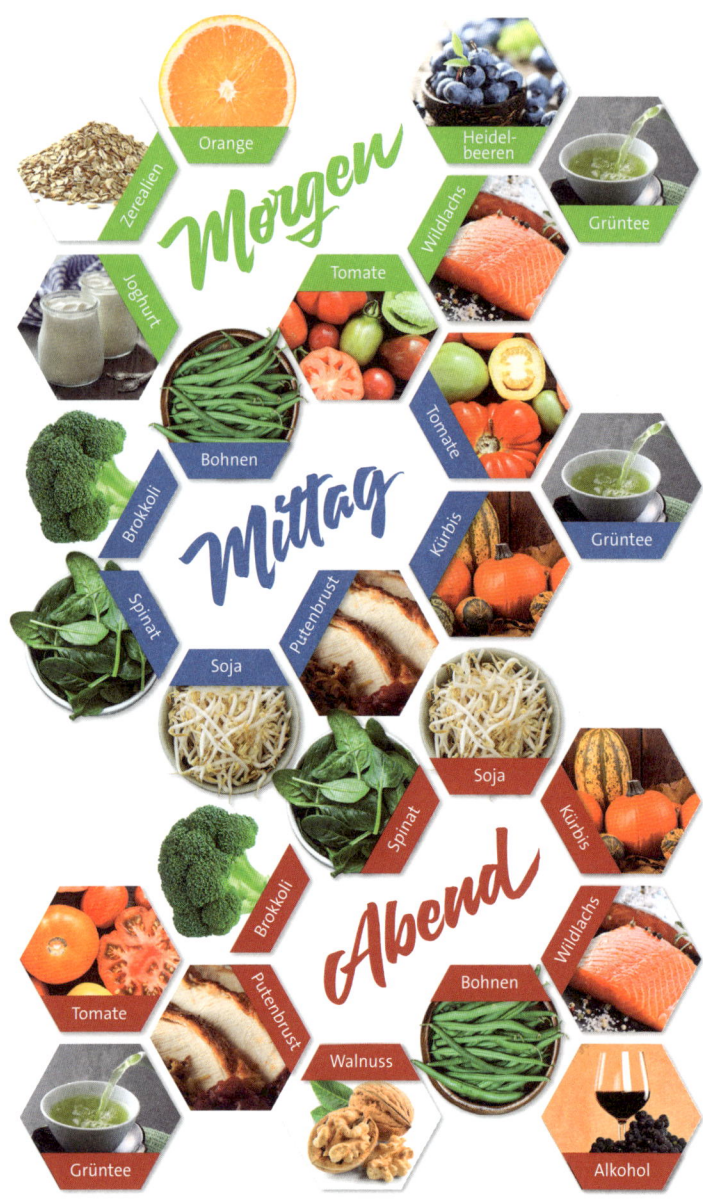

Abb. 14: Der optimale Zeitpunkt ausgewählter Nahrungsmittel

Auch die Zusammensetzung der Ernährung hat Einfluss auf unsere inneren Uhren. Besondere Beachtung erhielten in den vergangenen Jahren die sogenannten Polyphenole, sekundäre Pflanzenstoffe, die in besonders großer Menge in Rotwein, Blaubeeren oder sehr dunkler Schokolade enthalten sind. (Ribas-Latre & Eckel-Mahan 2016) Diesen gesundheitsfördernden Effekt scheinen wir SIRT1 zu verdanken haben, einem Gen, das die Fettverbrennung ankurbelt und dessen Aktivität auch Krebs, Alzheimer oder Diabetes positiv beeinflussen kann. (Sebastián et al. 2012)

Tipps für Ihren Ernährungsplan

Frühstück

Starten Sie den Tag zum Beispiel mit einem Müsli ohne Milch oder Joghurt, dafür aber mit Sojajoghurt oder Reismilch. Sie können auch Früchte dazugeben, wenn Sie diese mit einer kleinen Portion gesundem Öl mischen. Süßes Gebäck, Croissants, Pfannkuchen, Kartoffelpuffer und Zerealien ohne Zucker sind ebenfalls ideale Nahrungsmittel am Morgen.

Mittagessen

Mittags können Sie essen, was immer Sie wollen – allerdings in sinnvoller Menge. Verzichten Sie aber auf süße Getränke!

Abendessen

Kohlenhydrate sind tabu, wenn Sie Ihrem Körper etwas Gutes tun wollen. Streichen Sie Kartoffeln, Pasta und Brot von Ihrem abendlichen Speiseplan. Greifen Sie dafür zu Fleisch, Fisch, Eiern, Milchprodukten und Gemüse.

Versuchen Sie, jeweils zwischen Frühstück und Mittagessen sowie Abendessen einen Zeitraum von fünf Stunden zwischen den Mahlzeiten einzuhalten. Die Ausnahme: Zwischen Abendessen und Frühstück liegen im Idealfall zwölf Stunden. Und noch ein Tipp: Probieren Sie, den Ernährungsplan für den Anfang wenigstens an zwei Tagen in der Woche einzuhalten.

Abnehmen im Schlaf

Abnehmen im Schlaf ist ein Ammenmärchen? – Ganz im Gegenteil! Denn unsere Organe können sehr viel Energie während des Schlafs nutzen. Die Voraussetzungen: keine Kohlenhydrate zum Abendessen, keine Snacks vor dem Fernseher, schon gar kein süßes Betthupferl, und zwölf Stunden Fasten zwischen Abendessen und Frühstück.

Der körpereigene Mechanismus, der dafür sorgt, dass wir tatsächlich in der Nacht unser Gewicht reduzieren können, ist denkbar einfach. Wenn wir ab dem späten Nachmittag auf Kohlenhydrate verzichten, kommt es zu einem Mangel an Glukose im Blut. Das veranlasst den Körper, in der Nacht auf eingelagerte Energiereserven zurückzugreifen: Dadurch werden Fettzellen aufgebrochen und in Energie umgewandelt. Dies entspricht einem leicht abgewandelten Dinner Cancelling, bei dem normalerweise komplett auf das Abendessen verzichtet wird. Das lässt Millionen von Fettzellen wie von Zauberhand schrumpfen – und das im Schlaf.

Einflussfaktor Schlaf

Wenn Sie den Test im ersten Teil des Buches gemacht haben, wissen Sie, welchem Chronotyp Sie entsprechen. Sind Sie eine Nachteule? Dann sollten Sie Ihr Essverhalten Ihrer Gesundheit zuliebe einmal genauer beobachten. Eine Studie (Yu et al. 2015) hat nämlich ergeben, dass Menschen, die eher dem Abendtyp zuzurechnen sind, ein erhöhtes Risiko in sich tragen, an einem metabolischen Syndrom wie Diabetes zu erkranken. Denn Eulen tendieren dazu, spätabends zu essen, konsumieren oft Tabak, treiben im Durchschnitt weniger Sport und schlafen weniger. – Alles Faktoren, die ihre inneren Uhren ziemlich aus dem Takt bringen können.

Eine gestörte circadiane Rhythmik betrifft auch Menschen, die in wiederholt wechselnden Schichten arbeiten. Diese häufigen Unterbrechungen der normalen Körperrhythmen werden mit einer Reihe von schädlichen Gesundheitsstörungen in Verbindung gebracht, die auch Fettleibigkeit und Diabetes nach sich ziehen können. (Morris et al. 2016, Gan et al. 2015) Auch „social jetlag" wird mit einem höheren BMI und allen Krankheitsbildern des metabolischen Syndroms in Verbindung gebracht. (Roenneberg et al. 2012, Parsons et al. 2015) Alle diese unterschiedlichen Arten der Chronodisruption haben gemeinsam: Die Betroffenen zeigen verringerte Leptin-, dafür aber erhöhte Ghrelin-Werte, ihre Glukosetoleranz ist beeinträchtigt, ihre Insulinreaktion auf Glukose ist verändert – mit Diabetes & Co. als langfristigen Folgen. (Ribas-Latre & Eckel-Mahan 2016)

Kinder – ab ins Bett!
Wie wichtig ein regelmäßiger circadianer Rhythmus gerade auch für Kinder ist, zeigt eine groß angelegte jüngere Studie (Rudnicka et al. 2017), die mit über 4.500 Neun- bis Zehnjährigen durchgeführt wurde. Dabei entdeckten die Wissenschaftler, dass jene Kinder, die weniger als 10,5 Stunden pro Nacht schliefen, mehr Körperfett, höhere Blutzuckerwerte und eine höhere Insulinresistenz aufwiesen. Durch gerade einmal eine halbe Stunde mehr Schlaf konnten bereits niedrigere Körperfettwerte und niedrigerer Blutzucker gemessen werden. Falls Ihr Kind abends gerne etwas länger aufbleibt, um mit seinem Tablet zu spielen oder fernzusehen, könnte dies langfristige gesundheitliche Konsequenzen haben. Interessant dabei: Wird ein Buch mit einer normalen Leselampe gelesen, scheint dies keine der genannten Konsequenzen zu haben.

Krebs

Circadiane Rhythmusstörungen werden mit einer Vielzahl von Krebsarten in Zusammenhang gebracht, darunter Brustkrebs, Darmkrebs, Prostatakrebs und Hautkrebs. Schichtarbeit, Schlafstörungen, Licht in der Nacht – all diese Faktoren werden seit Jahren als Risiko für verschiedene Krebsarten betrachtet.

Uhrgene & Co. sorgen für gesunde Zellen

Jede unserer Zellen folgt ihrem eigenen Rhythmus. Dieser wiederum wird von den Uhrgenen (CLOCK, BMAL, PER und CRY) und ihren Feedbackschleifen festgelegt. Die rhythmische Expression dieser Uhrgene ist überaus bedeutsam, denn nur ein stabiles Gennetzwerk schützt die DNA vor äußeren und inneren Einflüssen und sorgt für die lebenswichtige DNA-Reparatur. (Savvidis & Koutsilieris 2012) Ein wichtiges Steuerungsinstrument für die Uhrgene ist übrigens wieder der SCN, der jeden Lichtimpuls an die Gene weitergibt, die darauf reagieren.

Verändern sich diese Gene jedoch und funktionieren nicht so, wie sie sollten, können Zellen unkontrolliert wachsen, also gefährlich mutieren, und gesunde Zellen in ihrer Nähe abtöten. Zahlreiche Studien haben ergeben, dass disregulierte Uhrgene bei der Entwicklung von vielen Tumorerkrankungen eine Rolle spielen, sogar das Tumorwachstum beschleunigen.

Rhythmische Uhrgene beeinflussen Tumorwachstum

Für die Behandlung bedeutet das umgekehrt: Wird die Rhythmizität der Gene wiederhergestellt, kann das die Krankheitsprognose positiv beeinflussen. (Savvidis & Koutsilieris 2012) Eine Forschungsgruppe untersuchte diesen Zusammenhang und fand heraus, dass Tumorzellen, wenn sie wieder einen gesunden circadianen Rhythmus entwickeln, weniger wachsen. (Kiessling et al. 2017) Mit anderen Worten: Uhrgene dazu zu veranlassen, ihren angeborenen Rhythmus wiederaufzunehmen, kann eine Möglichkeit darstellen, das Tumorwachstum zu verlangsamen oder sogar aufzuhalten.

„Anti-Krebs-Agent" Melatonin

Melatonin, unser körpereigener Zeitgeber mit vielen weiteren Funktionen (Reiter et al. 2017), könnte dabei eine wichtige Rolle einnehmen, denn Melatonin hat eine wesentliche Funktion im Zellzyklus: Es teilt den Zellen mit, wann sie lebensnotwendige DNS-Reparaturprozesse durchführen sollen – nämlich in der Nacht. Sind die Melatoninwerte jedoch genau dann niedrig, zum Beispiel, weil wir uns zu lange in künstlichem Licht aufhalten, führen die Zellen diese Reparaturen nicht durch. (Sliwinski et al. 2007, Liu et al. 2013) Viele Studien haben bereits nachgewiesen, dass ein nächtliches Melatonindefizit das Krebsrisiko deutlich erhöht. (Reiter et al. 2017)

Melatonin unterdrückt Warburg-Effekt

Untersuchungen haben noch einen weiteren Wirkmechanismus von Melatonin bei Krebs nachgewiesen: Das Hormon hat sich auch bei der Unterdrückung des sogenannten Warburg-Effekts als sehr effektiv herausgestellt. (Mao et al. 2016) Demnach spielt im Wachstum von Tumorzellen der Glukosestoffwechsel eine wichtige Rolle.

Wird der Zucker, also die Glukose, die wir durch unsere Nahrung aufnehmen, im Körper abgebaut, entsteht daraus Milchsäure, Laktat. Sind wir gesund, wird diese in das Innerste der Zellen, die Mitochondrien, transportiert, wo das Laktat für

Energie sorgt. Bei diesem Prozess der Energiegewinnung entstehen aber auch freie Radikale, die irgendwann zum Tod der Zelle führen. In Tumorzellen passiert nun Folgendes: Die Mitochondrien können das Laktat nicht aufnehmen und erzeugen natürlich weniger Energie, allerdings auch keine freien Radikale. Diese erfolglose Energiegewinnung wird kompensiert, indem die Tumorzellen vermehrt Zucker aufnehmen.

Wird die Melatoninausschüttung in der Nacht allerdings unterdrückt, etwa durch künstliches Licht, begünstigt dies die Entstehung und das Wachstum von Tumoren, da der Warburg-Effekt aktiviert wird. Eine Melatoningabe am Abend kann den Warburg-Effekt unterdrücken. (Blask et al. 2014)

Krebstherapie nutzt Rhythmizität
In der Therapie von Tumorerkrankungen wird schon heute die Rhythmizität der circadianen Uhr genutzt. Denn es hat sich gezeigt, dass auch Tumorzellen ihren eigenen Rhythmus haben. Eine Behandlung, die gezielt dann eingesetzt wird, wenn diese Zellen ihre größte Aktivität aufweisen, hat sich als besonders erfolgreich herausgestellt, da sowohl deren Effektivität gesteigert als auch etwaige Nebenwirkungen reduziert werden können. (Mormont & Levi 2003, Hrushesky et al. 2009)

Wunderhormon Melatonin in der Chemotherapie
Auch Melatonin zeigt in der Behandlung von Krebs, etwa in der Chemo- oder Strahlentherapie, sehr positive Wirkungen, da es die gesunden Zellen schützt und – in seiner Rolle als Unterdrücker des Warburg-Effekts – gleichzeitig in den Krebszellen die Selbstzerstörung auslöst. (Bizzarri et al. 2013) Melatonin kann aber noch mehr: Es lindert auch die

toxischen Nebenwirkungen einer Chemotherapie und kann das Tumorwachstum reduzieren. (Lissoni 2007)

Brustkrebs
Schon lange bekannt ist, dass Frauen mit einem gestörten circadianen Rhythmus ein erhöhtes Risiko haben, an Brustkrebs zu erkranken. (Leonardi et al. 2012) So haben Studien gezeigt, dass bei den betroffenen Frauen etwa die beiden Uhrgene PER 1 und PER 2 verminderte Expressionslevel hatten. (Savvidis & Koutsilieris 2012) – Mit schwerwiegendem Einfluss auf das Krankheitsbild: Denn PER 1 hat eine nachweislich tumorunterdrückende Funktion (Gery et al. 2006), während verringertes PER 2 die Proliferation, also die Vermehrung kranker Zellen, und damit das Tumorwachstum beschleunigt. (Yang et al. 2009)

Hormone aus dem Takt
Hauptverantwortlich für dieses Ungleichgewicht des Gensystems ist künstliches Licht in der Nacht. Dieses wiederum hemmt die Melatoninproduktion und löst damit eine Kettenreaktion aus. Denn Melatonin ist nicht nur als Antioxidans eine wichtige körpereigene Waffe im Kampf gegen Krebs, sondern durch seinen Einfluss auf die rhythmische Ausschüttung zum Beispiel von Östrogen auch verantwortlich für das hormonelle Gleichgewicht.

Auch ein hormonelles Ungleichgewicht hat Einfluss auf die Entstehung von Brustkrebs. Gestörte Östrogenwerte im Tagesverlauf werden seit langem mit dieser Erkrankung in Verbindung gebracht. Dies wurde in vielen Studien belegt und trifft vor allem auf Frauen im Schichtdienst zu. (Schernhammer et al. 2004)

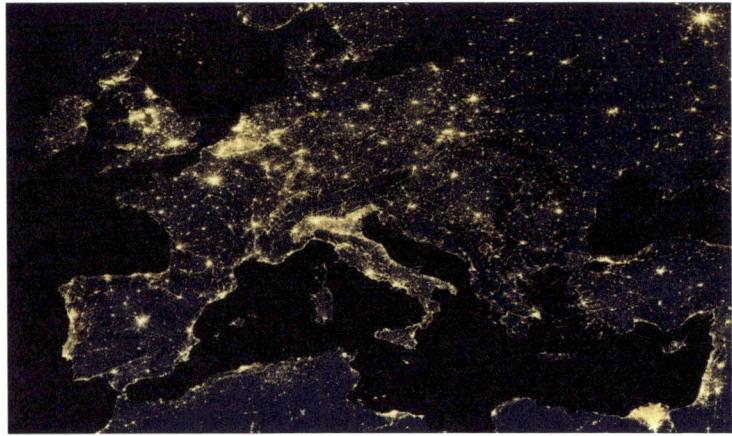

Abb. 15: Nächtliche Weltraumansicht Europas

Risikofaktor Lichtverschmutzung

Leben Sie in einer Gegend, in der die Beleuchtung die Nacht zum Tag macht? – Obwohl dies heute weit verbreitet ist (siehe Abb. 15), kann es äußerst schädliche Auswirkungen auf unsere Gesundheit haben. Forscher haben herausgefunden, dass in Gegenden mit vermehrter Straßenbeleuchtung auch jene Frauen leben, die das höchste Brustkrebsrisiko aufweisen. Sie haben dazu die Lebensumstände von über 100.000 Frauen untersucht, unter anderem ihre Wohnumgebung, Risikofaktoren und die Krebshäufigkeit. Nach Bereinigung anderer negativer Einflüsse hatten Frauen, die in Gegenden mit hohem Ausmaß an Lichtverschmutzung lebten, ein um 14 Prozent größeres Risiko, an Brustkrebs zu erkranken. (James et al. 2017)

Weniger Brustkrebs bei sehbehinderten Frauen

Bekräftigt wird der negative Einfluss von Lichtverschmutzung auch durch zahlreiche Studien, die zeigten: Je stärker

eine Frau sehbehindert ist, eine umso geringere Wahrscheinlichkeit besteht für sie, jemals an Brustkrebs zu erkranken.
Für die Wissenschaftler ein deutlicher Beweis dafür, dass
die Melatoninunterdrückung ein Ergebnis von künstlichem
Licht während der Nacht ist und dies zur Tumorgenese
beiträgt. (Touitou et al. 2017b)

Schichtarbeiterinnen besonders gefährdet
Ganz anders dagegen die Prognosen für Frauen, die viele
Jahre Schicht arbeiten. Die Nurses' Health Study I und II, die
seit 30 Jahren die Gesundheit von weiblichem Pflegepersonal
untersucht, zeigt deutlich: Das Risiko für Brustkrebs steigt
mit der Anzahl der Jahre, in denen Schichtarbeit verrichtet
wird. Schon drei Schicht- oder Nachtdienste pro Monat, und
das 30 Jahre lang, ergaben 36 Prozent mehr Erkrankungen.
(Schernhammer et al. 2001, Schernhammer et al. 2006) Eine
andere Studie ergab ein um 60 Prozent höheres Risiko für
Frauen, die zehn Jahre lang mindestens ein Mal in der Woche
im Nachtdienst arbeiteten. (Davis et al. 2001) Bei Frauen,
die sechs Jahre lang hauptsächlich in der Nacht arbeiteten,
erhöhte sich das Risiko auf 70 Prozent. (Hansen 2001b) Es
gibt aber auch eine gute Nachricht: Sobald die Frauen wieder
einen normalen Tag-Nacht-Rhythmus haben, scheint sich
das Risiko nach und nach wieder zu reduzieren, sodass nach
ca. acht Jahren kein erhöhtes Risiko mehr bestehen sollte.

Prostatakrebs
Rhythmusstörungen der inneren Uhren sind auch bei Pros-
tatakrebs seit längerem als ursächlich für die Entstehung der
Erkrankung bekannt. Denn die Uhrgene sind direkt an der

Regulation dieser Tumorzellen beteiligt. (Kiss & Gosh 2016) So haben Studien ergeben, dass Männer, die eine Mutation des CLOCK-Gens aufwiesen, eher von Prostatakrebs betroffen waren (Mucci et al. 2014), PER 1 hingegen scheint bei Prostatakrebs unterdrückt zu sein. Fällt dieses aus oder wird es nicht richtig abgelesen, entfällt dieser Schutz. (Cao et al. 2009)

Testosteronmangel hemmt Uhrgene
Eine andere Studie kam zu dem Schluss: Liegt ein Testosteronmangel vor, werden BMAL-1 und CLOCK unterdrückt. (Kawamura et al. 2014) Bei einem gesunden Mann ist das Testosteron in der Früh am höchsten und nimmt im Lauf des Tages ab. Untersuchungen mit Schichtarbeitern haben ergeben, dass deren Testosteronausschüttung verspätet erfolgt, was auch die Produktion von wichtigen Hormonen, die für Rhythmik sorgen, negativ beeinflusst, etwa Cortisol und Melatonin. (Papantoniou et al. 2015)

Schlafmangel begünstigt Prostatakrebs
Dem Einfluss von Melatonin haben sich bereits viele Studien gewidmet, denen zufolge die Erkrankung auch mit fehlendem Schlaf in Zusammenhang zu stehen scheint. (Gapstur et al. 2014) Als Forscher die Schlafgewohnheiten von Männern untersuchten, die an Prostatakrebs litten, zeigte sich eine Tendenz: Das Risiko, an Prostatakrebs zu erkranken, korreliert mit zu wenig Schlaf.

Das betrifft auch Männer mit unregelmäßigen Arbeitszeiten, etwa Verkehrspiloten. Sie erkranken häufiger an Prostatakrebs als jene, die geregelten Arbeitszeiten nachgehen. Eine Studie, die diesen Zusammenhang untersuchte, kam auf ein um 37 Prozent höheres Risiko für Männer, die länger als 28 Jahre Schicht arbeiteten. (Papantoniou et al. 2015)

Therapieziel: Wiederherstellen der Rhythmizität
Gene, die bei der Regulierung des circadianen Rhythmus involviert sind, sind auch bei der Bekämpfung von Prostatakrebs beteiligt. Werden die Rhythmen der Uhrgene wieder synchronisiert, kann dies zu einer Tumorunterdrückung führen. (Kiss & Gosh 2016) Melatonin übernimmt diese Rolle und kann den aus dem Takt geratenen Rhythmus der Uhrgene wiederherstellen. Dies wurde auch von Studien mehrfach bestätigt: Patienten, die normale bzw. hohe Melatoninwerte aufwiesen, erkrankten weniger oft an Prostatakrebs als jene mit einem Mangel dieses wichtigen Rhythmusreglers. (Tai et al. 2016)

Darmkrebs
Auch für Darmkrebs konnte ein Zusammenhang mit Schichtarbeit hergestellt werden. Wie die Nurses' Health Study ergeben hat, scheint das Risiko für diese Tumorart deutlich zu steigen, wenn mehr als 15 Jahre mindestens drei Mal im Monat Schichtdienst verrichtet wird. (Schernhammer et al. 2003) Eine andere Untersuchung stellte fest: Wer dauerhaft weniger als sechs Stunden pro Nacht schläft, erhöht sein Risiko für Darmkrebs ebenfalls signifikant. (Thompson et al. 2011)

Uhr ohne Rhythmus
Wie bei den vorangegangenen Tumorerkrankungen steht auch Darmkrebs in Zusammenhang mit Uhrgenen, die aus dem Takt geraten sind. Und wieder sind es PER 1 und PER 2,

die eine wichtige Rolle spielen (Zheng et al. 2001), ebenso wie BMAL-1, das in der Regulierung des Zellzyklus eine bedeutende Funktion einnimmt. (Mazzoccoli et al. 2014)

Hautkrebs

Wie Sie wahrscheinlich schon vermuten werden, hat auch die Haut ihren circadianen Rhythmus. Vielleicht haben Sie auch schon beobachtet, dass Ihr Hautbild in der Früh ein anderes ist als am Abend? Kein Wunder: Denn in der Nacht bilden sich neue Hautzellen, ein Grund, warum unsere Haut morgens fester und praller erscheint. – Ein Regenerationsprozess, den sich auch Nachtcremes zunutze machen, um die Zellerneuerung mit bestimmten Nährstoffen zusätzlich anzukurbeln.

Intelligente Hautreparatur

Unsere Haut ist ein komplexes Organ, das aus unterschiedlichen Zelltypen und -strukturen besteht, die ebenfalls nach ihren eigenen circadianen Rhythmen arbeiten. (Plikus et al. 2015) So reproduzieren sich die Stammzellen in der Epidermis hauptsächlich nachts und bilden dabei neue Hautzellen. Und das ist gut so: Denn dieser Prozess ersetzt die gealterten Zellen und bekämpft Alterserscheinungen. Übrigens ein intelligenter Mechanismus, denn es handelt sich dabei um einen sehr empfindlichen Prozess, der in der Nacht am wenigsten von äußeren Einflüssen unterbrochen wird. – Im Idealfall.

Wenn wir allerdings die Nacht zum Tag machen und uns künstlichem Licht aussetzen, dazu vielleicht auch noch Alkohol und Nikotin konsumieren, können diese Mechanismen nicht greifen. Die Folge: Hautschäden durch UV-Licht werden nicht repariert, unsere Haut altert bedeutend schneller, Melanome treten vermehrt auf.

Auch hier sind es die Uhrgene, die diese Rhythmen steuern, um mit ihren Reparaturprogrammen die Haut vor Umwelteinflüssen, wie UV-Strahlen, Chemikalien und Oxidation, zu schützen. (Janich et al. 2013) Werden diese Mechanismen gestört, fällt dieses Sicherheitsnetz für unsere Hautgesundheit in sich zusammen.

Melatonin gegen oxidativen Stress

Und wieder einmal kann Melatonin während des gesunden Schlafs unserer Hautgesundheit helfen, indem es als potenter Radikalfänger die DNA vor Schäden durch oxidativen Stress schützt. Das Hormon reguliert dabei auch gleich wichtige Gene, die an der DNA-Reparatur beteiligt sind, damit die Zellen von innen heraus gesunden. (Liu et al. 2013)

Neurophysiologische Prozesse

Mentale Gesundheit ist eine Voraussetzung für ein glückliches Leben und Altern. Allerdings sind psychische Erkrankungen heute auf dem Vormarsch: Depressionen und Angststörungen nehmen stetig zu, mit 322 Millionen Betroffenen weltweit. (WHO 2017) Die aktuellen Zahlen zeichnen umso mehr ein bedenkliches Zukunftsbild, als die WHO in den letzten zehn Jahren eine Zunahme von 18,4 Prozent an Neuerkrankungen beobachtete. (WHO 2017)

Depressionen

Eine Depression bedeutet für die Betroffenen und ihre Familien viel Leid, oft verbunden mit Angst- und

Panikattacken, Schlafproblemen und tageszeitlichen oder saisonalen Stimmungsschwankungen. Was zahlreiche Studien festgestellt haben: Es gibt einen Zusammenhang zwischen einem gestörten circadianen Rhythmus und Depressionen. – Eine wichtige Erkenntnis dafür, wie diese Krankheit entsteht und vielleicht sogar behandelt werden kann.

Aus dem Takt

Ihren eigenen Rhythmus kennt auch die Erkrankung selbst. So klagen viele Patienten oft über verstärkte Beschwerden am Morgen. Was sich auch gezeigt hat: Die Rhythmik der Körpertemperatur, die bei einem gesunden Menschen am Abend höher ist und dann bis Mitternacht zunehmend abnimmt, ist bei an Depression erkrankten Menschen verschoben, und zwar vorgelagert. (Zaki et al. 2017) Sie erinnern sich: Unsere Temperatur ist ein wichtiger Indikator für einen gesunden circadianen Rhythmus.

Uhrgene und Depression

Einen wichtigen Hinweis für einen aus dem Takt gekommenen Rhythmus bieten die Ihnen bereits bekannten Uhrgene. Forscher haben schon vor geraumer Zeit einen Zusammenhang zwischen Uhrgenen und Depressionen hergestellt und etwa BMAL-1 als wichtigen Mitspieler identifiziert (Cuesta et al. 2013), ebenso wie CRY. (Buoli et al. 2017) Auch erhöhte PER-2-Werte scheinen eine Rolle zu spielen, da sie zu einem Dopamindefizit und damit zu Depressionen führen können. (Albrecht 2013)

Botenstoffe zur falschen Zeit

Für unsere geistige Gesundheit ist Dopamin nämlich von großer Bedeutung. Kommt es zu einem Ungleichgewicht im

Dopaminhaushalt, hat das ernste Konsequenzen, denn dieser Neurotransmitter unterstützt viele wichtige Funktionen in unserem Körper: Wie Serotonin gilt Dopamin als Glückshormon, das unsere Stimmung, unsere Aufmerksamkeit, unsere Lernfähigkeit, unsere motorischen Aktivitäten sowie unseren Schlaf steuert.

Ein anderer Marker für eine Depression ist das bereits vielfach erwähnte Cortisol: Sind wir gesund, erreicht die Cortisolausschüttung in der Früh ihr Maximum, um dann im Laufe des Tages immer mehr abzunehmen. Bei Menschen, die an einer bestimmten Form von Depressionen leiden, konnte ein erhöhter Cortisolspiegel jedoch abends beobachtet werden. (Cervantes et al. 2001) In diesem Fall sprechen viele Chronobiologen von einer Umkehr des Cortisolrhythmus.

Menschen, die an einer Depression leiden, weisen fast immer auch eine Funktionsstörung von Serotonin auf, einem der wichtigsten Neurotransmitter in unserem Körper. Denn unser seelisches Wohlbefinden ist zum Großteil von einem gesunden Serotoninspiegel beeinflusst. Sie erinnern sich: Aus Serotonin wird am Abend auch das Nachthormon Melatonin gebildet – ein Grund, warum ein Serotoninmangel auch zu Schlafstörungen führen kann.

Wechselwirkung: Schlaf und Depressionen

Wie eng ausreichender Schlaf und ein ausgeglichener Gemütszustand miteinander verflochten sind, haben Sie vermutlich bereits erlebt. Hatten wir eine gute Nacht, stehen wir morgens – meist – fit und voller Tatendrang auf und sind den Anforderungen, die der Alltag so mit sich bringt, besser gewachsen. Ganz anders, wenn wir uns im Bett hin und her gewälzt haben. Studien bestätigen: Es gibt eine

Wechselwirkung zwischen Schlaf und Depressionen. So ist eine Schlafstörung ein wichtiger Indikator in der Diagnose von Depressionen (Zaki et al. 2017) und vice versa: Denn die Erkrankung beeinflusst umgekehrt auch den Schlaf der Betroffenen. (Nutt et al. 2008)

Lichttherapie zeigt gute Ergebnisse
Vor nicht allzu langer Zeit haben Forscher herausgefunden, dass eine Lichttherapie in der Behandlung von Depressionen äußerst wirkungsvoll ist, sogar noch wirkungsvoller als herkömmliche Medikamente. (Lam et al. 2016) Denn Licht wirkt wie ein Antidepressivum, das den circadianen Rhythmus wieder ins Gleichgewicht bringt und besonders dafür sorgt, dass Melatonin wieder zur richtigen Zeit ausgeschüttet wird, und damit auch die wichtigen Botenstoffe und Hormone für unser mentales Wohlbefinden.

Saisonal abhängige Depression (SAD)
Auch SAD, die saisonal abhängige Depression, wird mit einem Ungleichgewicht unserer inneren Uhren in einen Zusammenhang gebracht. (Bechtel 2015) Denn das auch als Winterdepression bezeichnete Krankheitsbild tritt vor allem im Spätherbst und in den Wintermonaten auf, wenn die Nächte lang und die Tage kurz werden. Es ist damit die bekannteste psychische Erkrankung, die mit einem gestörten circadianen Rhythmus zusammenhängt.

Lichtverhältnisse beeinflussen unser Gehirn und somit viele Körperfunktionen. Wenn im Herbst und Winter durch die kürzeren Tage weniger Licht herrscht, wird diese Information über die Netzhaut des Auges an unser Gehirn weitergeleitet. Die Folge: Unser Körper produziert vermehrt

Melatonin, allerdings wird es später freigesetzt. – Ein Grund auch, warum die Betroffenen schon in der Früh müde sind und insgesamt ein großes Schlafbedürfnis aufweisen. Weitere Begleiterscheinungen dieser Form von Depression sind großer Appetit auf Süßes und Gewichtszunahme sowie Energielosigkeit.

Serotoninmangel begünstigt SAD

Eine weitere Ursache für SAD ist, wie Forscher feststellen konnten, eine Störung des Serotoninhaushalts. Denn auch dieses Glückshormon reagiert auf Licht. So fanden die Wissenschaftler heraus, dass Menschen, die an einer Winterdepression leiden, bei dunklem Wetter mehr Serotonintransporter, sogenannte SERTs, aufweisen als gesunde Menschen. Diese SERTs entfernen das Serotonin aus dem Blutkreislauf, was zu einem Defizit führt. (Mc Mahon et al. 2016) Da Serotonin auf eine Reihe von biologischen Prozessen – vom Glücklichsein bis hin zum Hungergefühl – wirkt, mag dies vielleicht viele der Symptome erklären, die mit SAD einhergehen.

Gute Therapiemöglichkeiten

Gerade für die saisonale Form der Depression gibt es eine sehr gute und einfache Behandlungsmöglichkeit: Licht am Morgen. In Kombination mit leicht dosiertem Melatonin am Abend kann die innere Uhr wieder an den Tagesrhythmus angepasst werden. – Eine Therapieform, die sich in der Behandlung von SAD bereits bestens bewährt hat. (Chellappa et al. 2009) Besteht hingegen primär ein Serotonindefizit – sei es nun absolut oder relativ –, kann dies durch die Gabe von Serotoninvorstufen, wie Tryptophan und/oder 5-Hydroxytryptophan (5HTP), am frühen Morgen ersetzt werden. Damit wird der physiologische Serumspiegel des Serotonins – morgens hoch, zum Abend niedriger – wiederhergestellt.

Postnatale Depression

Es zählt zu den unvergesslichen, ganz besonderen Erlebnissen im Leben einer Frau: die Geburt eines Kindes. – Aber nicht immer. Denn manchmal stürzt gerade dieses freudige Ereignis die jungen Mütter in eine tiefe Verzweiflung, aus der sie ohne Hilfe nicht mehr herauskommen.

Babyblues – das normale postnatale Stimmungstief

Gerade in den ersten Tagen nach der Geburt kämpfen viele Frauen mit dem sogenannten Babyblues, auch Wochenbettdepression genannt. Es handelt sich dabei um einen durchaus natürlichen Vorgang, der unbedingt von einer echten postnatalen Depression zu unterscheiden ist. Nicht nur die junge Mutter braucht Zeit, um sich an die neue Situation zu gewöhnen, sondern auch ihr Körper, um sich an die hormonellen Änderungen anzupassen.

Meist treten die Symptome des Babyblues – eine große Traurigkeit, begleitet von unkontrolliertem Weinen, Niedergeschlagenheit, Gereiztheit und großer Müdigkeit – zwischen dem dritten und siebten Tag nach der Entbindung auf, verschwinden im Normalfall aber nach rund zehn Tagen von allein wieder.

Einflussfaktor Hormone

Hormonell bedeuten Schwangerschaft und Geburt einen Ausnahmezustand für den weiblichen Körper. Befinden sich viele Hormone, wie Östrogene, Progesteron oder Humanes Choriongonadotropin, kurz HCG, rund 40 Wochen lang auf einem absoluten Höchststand, fallen diese hohen Level kurz nach der Entbindung rapide ab. Viele Frauen reagieren darauf besonders sensibel. Vor allem, weil neben jenen Hormonen, die für die circadiane Rhythmik verantwortlich sind, darunter die bereits genannten Östrogene oder Progesteron, viele weitere Hormone, die für Energie und stabile Stimmung sorgen oder angstlösende Wirkung haben, ebenfalls betroffen sind. (Parry et al. 2008)

Aus dem Takt: circadiane Rhythmik
Zahlreiche Untersuchungen belegen, dass auch ein gestörter circadianer Rhythmus mitverantwortlich für eine postnatale Depression sein kann. Gerade in der Schwangerschaft und in den ersten Monaten nach der Geburt kämpfen Frauen damit, ausreichend Schlaf zu finden. Wird das Schlafdefizit jedoch chronisch, kann sich dies negativ auf die mentale Gesundheit auswirken. Auch für ausgeglichene Mahlzeiten bleibt jungen Müttern neben der intensiven Umsorgung ihres Babys oft nicht genug Zeit. Wie Sie nun aber schon wissen, ist die Ernährung ein überaus wichtiger Taktgeber für unseren circadianen Rhythmus und das Zusammenspiel unserer inneren Uhren. Sobald sich diese Rhythmen – Schlaf und Mahlzeiten – wieder normalisieren, verschwindet auch oftmals die postnatale Depression.

Kognition
Sie kennen vielleicht die Situation: Sie stecken mitten in einer Diskussion oder Besprechung und wollen mit einem stichhaltigen Argument kontern – und plötzlich ist der Gedanke

dahin. Sie wissen von einer Sekunde auf die andere nicht mehr, was Sie sagen wollten. Oder ein Name fällt Ihnen auf einmal nicht mehr ein. Jeder von uns kennt das eine oder andere Szenario. Wenn wir jünger sind, bleibt es meist ein Einzelfall, werden wir älter, können sich diese Gedächtnislücken allerdings häufen. Woran liegt das?

Circadianer Rhythmus des Gehirns

Unser Gehirn mit seiner Gedächtnisleistung ist ein komplexes Organ, das seine Ruhezeiten braucht, um richtig zu funktionieren. Eine wichtige Pause und Erholungszeit, um sich zu sammeln, ist der Schlaf, weil sich unser Kurz- und Langzeitgedächtnis in der Nacht wieder konsolidiert.

Wie jedes Organ folgt auch unser Gehirn einem circadianen Rhythmus: Je nachdem, ob Sie eine Lerche oder eine Eule sind, ist auch Ihr Gehirn zu einer anderen Zeit in Topform. Bei Morgenmenschen wird das am späten Vormittag sein, bei den Abendtypen eher am späten Nachmittag.

GABA sorgt für Balance

Wie wichtig es ist, den circadianen Rhythmus unseres Gehirns in Balance zu halten, hat vor einiger Zeit eine Studie festgestellt: GABA, einer der wichtigsten Neurotransmitter in unserem Gehirn, spielt eine wichtige Rolle in der Balance von Anregung und Ruhephasen. Denn unsere circadiane Uhr funktioniert auch durch die rhythmische Freisetzung von GABA – und das in den verschiedenen Bereichen des Gehirns. Kommt diese Rhythmik aus dem Takt, kann GABA den Hippocampus, den Ort im Gehirn, wo Erinnerungen geformt, organisiert und gespeichert werden, hemmen und wir bekommen Probleme mit unserem Gedächtnis. (Ruby et al. 2008)

GABA kann aber noch viel mehr: Er sorgt dafür, dass wir uns entspannen, wirkt angstlösend und schlaffördernd. An seiner Produktion ist übrigens Serotonin maßgeblich mitbeteiligt. Leiden wir unter einem Serotonindefizit, kann dies gleich mehrfache Konsequenzen haben: Unser GABA-System leidet an einem Mangel, das aber – wie auch Melatonin – ein wichtiger Partner für unseren erholsamen Schlaf ist und damit für unser Gedächtnis. Außerdem werden wir anfälliger für Depressionen, was ebenfalls unsere Kognition negativ beeinträchtigen kann.

Schlafmaß ist entscheidend

Wir alle wollen geistig fit bleiben – bis ins hohe Alter. Viele Studien haben sich in den letzten Jahren darum auch damit auseinandergesetzt, wie unser Gedächtnis in Topform bleibt. Der Tenor der Wissenschaftler: Das richtige Schlafmaß ist entscheidend, das heißt: nicht zu viel, aber auch nicht zu wenig davon. So konnte in Studien beispielsweise gezeigt werden, dass sich eine Schlafdauer von mehr als zehn Stunden ebenso negativ auf unsere Kognition auswirkt wie eine Schlafdauer von unter fünf Stunden. (Devore et al. 2016)

Es zahlt sich übrigens aus, bereits in jungen Jahren auf ein ausreichendes Schlafpensum zu achten: Ein permanentes Schlafdefizit führt nämlich zu einer vorzeitigen Alterung des Gehirns. (Devore et al. 2013) Wenn Sie also weit über das 70. Lebensjahr hinaus Ihre geistigen Fähigkeiten behalten wollen, sorgen Sie am besten mit einem ausgeglichenen Schlaf-Wach-Rhythmus heute schon dafür vor.

Unfruchtbarkeit

Wie Melatonin unseren Schlaf-Wach-Rhythmus reguliert, ist Ihnen mittlerweile bekannt und längst nutzt die Medizin dieses wichtige Hormon zur Behandlung vieler Krankheiten. Nun haben Wissenschaftler entdeckt, dass Melatonin bzw. ein gesunder Tag-Nacht-Rhythmus auch eine wichtige Rolle in der Fortpflanzung einnimmt: Es beeinflusst die weibliche und die männliche Fruchtbarkeit und kurbelt die Fertilität dabei auf ganz natürliche Weise an.

Wirkspektrum von Melatonin

Auch in den weiblichen Eizellen, im Eierstock und in den Zellen rund um die Plazenta (siehe Abb. 16) ist Melatonin vorhanden, sogar in höherer Konzentration als im Blut, ebenso wie im männlichen Sperma. Es wirkt dabei auf mehrfache Weise: einerseits als wichtiger Taktgeber für die inneren Uhren und die circadiane Rhythmizität dieser Organe, andererseits gibt es den Rhythmus für viele Hormone vor, die für die Fortpflanzung bedeutsam sind, wie Östrogen und Progesteron oder Testosteron. Kommt es nur bei einem der genannten Hormone zu einer Störung, hat dies auch Auswirkungen auf die Fortpflanzungsfähigkeit. (Reiter et al. 2014b)

Schichtarbeit beeinflusst Zyklus

Wenn Sie eine Frau sind: Denken Sie zum Beispiel an sehr stressreiche Zeiten. Ist Ihre Menstruation dann pünktlich oder kann sie sich verschieben oder vielleicht sogar ausbleiben? Oder wie geht es Ihnen nach langen Urlaubsreisen? – Der Körper vieler Frauen reagiert überaus sensibel auf jegliche Änderung des normalen Rhythmus.

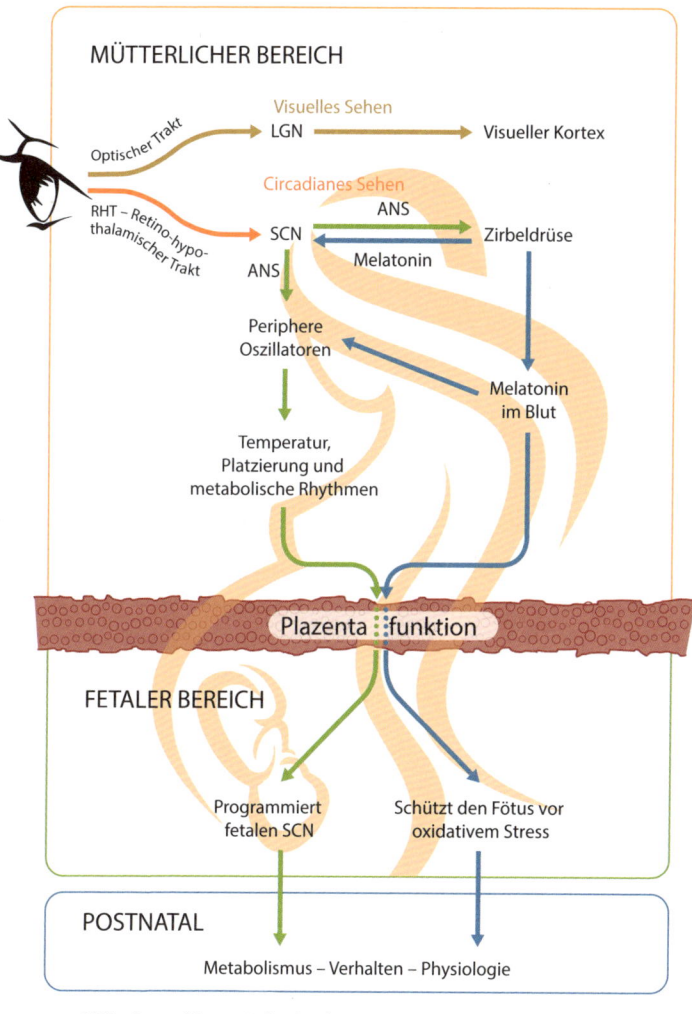

Abb. 16: Die mütterlichen Taktgeber: Während der Schwangerschaft haben die Taktgeber und das Melatonin der Mutter einen regulierenden Einfluss auf die Plazentafunktion und die embryonale Entwicklung (modifiziert nach Reiter et al. 2014b)

Untersuchungen mit Frauen in Schichtdienst haben bestätigt, dass sie ein größeres Risiko für längere und unregelmäßige Zyklen haben und auch die Funktion ihrer Eierstöcke dadurch unterdrückt wird. (Miyauchi et al. 1992)

Komplexe weibliche Fertilität
Es ist ein komplexes System, das die Fruchtbarkeit der Frau steuert, und zwar die Hypothalamus-Hypophysen-Eierstock-Achse (HPE), die wiederum für die Ausschüttung der wichtigsten Hormone sorgt. Sie folgt übrigens nicht nur einem ca. 28-Tages-Rhythmus, sondern auch einem circadianen Rhythmus, der durch den Wechsel von Hell-Dunkel angeregt wird. (Toffol et al. 2016)

Zunächst schickt der Hypothalamus – ein Teil des Zwischenhirns und gleichzeitig ein wichtiges Steuerzentrum für unseren Blutdruck, unsere Temperatur, unseren circadianen Rhythmus, unseren Schlaf und eben für die Fortpflanzung – durch ein Hormon Signale an die Hypophyse, die maßgeblich an der Regulation unserer Hormone beteiligt ist. Diese stellt daraufhin das Luteinisierende Hormon (LH) und das Follikelstimulierende Hormon (FSH) her, die wiederum die Eierstöcke anregen, Progesteron und Östrogen zu produzieren. – Zwei wichtige Hormone für die Fruchtbarkeit der Frau, denn sie leiten die Eireifung und den Eisprung ein.

Melatonin stabilisiert Zyklus
Was aber, wenn der Zyklus einer Frau durch Schichtarbeit oder andere circadiane Rhythmusstörungen nicht funktioniert, wie er sollte? Die Empfehlung zahlreicher Studien: Eine Ergänzung mit Melatonin kann helfen. Denn das

Hormon beeinflusst den Menstruationszyklus, sowohl in der Länge als auch in der Dauer der Zyklen, und erhöht auch das Progesteron, das die Gebärmutterschleimhaut unterstützt, sich auf die befruchtete Eizelle vorzubereiten. (Taketani et al. 2011)

Melatonin schützt Eizellen
Melatonin ist auch in unseren Fortpflanzungsorganen als wichtiges Antioxidans, als freier Radikalfänger aktiv. Freie Radikale sind zwar einerseits wichtig, um den Eisprung vorzubereiten. Andererseits müssen die Eizellen aber auch vor zu großem oxidativem Stress geschützt werden. Gesunde Eizellen sind nämlich eine Voraussetzung dafür, dass eine Frau schwanger wird.

Dass unser Körper immer wieder freien Radikalen ausgesetzt ist, stellt bei einem gesunden Melatoninhaushalt kein Problem dar: Der Körper wird damit fertig. Besteht jedoch ein Melatoninmangel, können diese freien Radikale zu einer ernsten Bedrohung für Frauen mit Kinderwunsch werden. Melatonin hat sich dabei als sehr wirksame körpereigene Waffe erwiesen.

Der antioxidativen Eigenschaft von Melatonin haben sich viele Studien gewidmet und gezeigt: Eine Melatoninbehandlung während der Zeit, in der eine Frau schwanger werden will, erhöht die Schwangerschaftsrate bedeutend. (Reiter et al. 2014b) Eine andere Forschungsgruppe hat entdeckt, dass Melatonin sogar die Mitochondrien, also das Innerste der Zelle, das für die Energieversorgung zuständig ist, positiv beeinflusst und die Reifung von Eizellen begünstigt. (He et al. 2016)

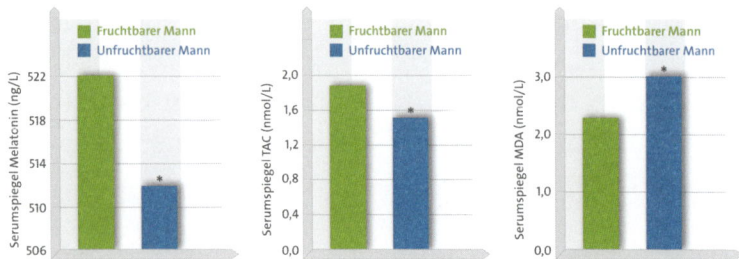

Abb. 17: Serumwerte von Melatonin, antioxidativer Kapazität (TAC) und oxidativem Stress (MDA) bei fruchtbaren und unfruchtbaren Männern (modifiziert nach Soleimani et al. 2013); *p <0,01

Oxidativer Stress beim Mann

Beim Mann ist eine gute Spermienqualität die Voraussetzung für eine erfolgreiche Fruchtbarkeit. Doch wie bei der Frau kann oxidativer Stress zu einem Hindernis werden. Melatonin schützt auch die männlichen Spermien vor den freien Radikalen. (Siehe Abb. 17)

Melatoninrezeptoren befinden sich beim Mann auch in den Hoden- und Prostatazellen und regulieren hier die Testosteronproduktion. Viele Studien sind in den letzten Jahren zu dem Schluss gekommen, dass Melatonin auf die Fortpflanzungsfähigkeit des Mannes sehr positiv einwirkt, indem es die Energie der Spermien erhöht, die dadurch schneller und beweglicher werden. – Ein wichtiger Faktor für eine erfolgreiche Befruchtung. (Espino et al. 2010)

In-vitro-Befruchtung bedeutet oxidativen Stress

Mehr und mehr Frauen unterziehen sich bei unerfülltem Kinderwunsch einer In-vitro-Befruchtung (IVF). Dabei liegen die Schwangerschaftschancen pro IVF-Zyklus durchschnittlich etwa nur zwischen 25 und 30 Prozent. Der

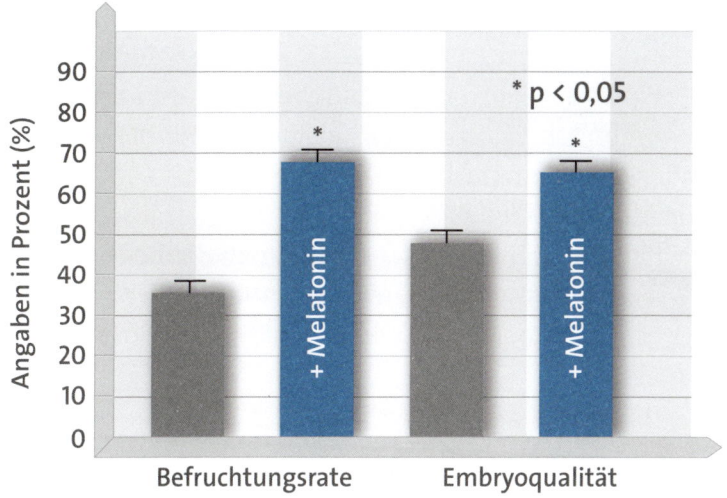

Abb. 18: Der positive Effekt von Melatonin auf die Befruchtungsrate und die Embryoqualität (modifiziert nach Nishihara et al. 2014)

mögliche Grund dafür liegt in einer mangelhaften Qualität der Eizellen, denn trotz aller modernsten Medizin bedeutet eine künstliche Befruchtung eine besondere oxidative Belastung für die Eizellen.

Melatonin erhöht Befruchtungsrate

Wissenschaftler haben bereits mehrfach festgestellt, dass eine Melatonintherapie vor einer IVF-Behandlung bessere Empfängnischancen und eine höhere Wahrscheinlichkeit, ein gesundes Baby zu gebären, zur Folge hat. (Siehe Abb. 18) Im Rahmen einer Studie bekamen Frauen drei Monate vor Beginn einer IVF-Behandlung täglich 3 mg Melatonin verabreicht. Das erfreuliche Ergebnis: Mehr als die Hälfte der Eizellen konnte erfolgreich befruchtet werden, während jene Frauen, die kein Melatonin eingenommen hatten, eine erheblich niedrigere Schwangerschaftsrate aufwiesen. (Tamura et al. 2012)

Eine zwei Jahre später durchgeführte Studie kam zu einem ähnlich erfolgreichen Schluss: Dabei bekamen die Frauen nach einem ersten erfolglosen IVF-Zyklus zwei Wochen lang täglich 3 mg Melatonin verabreicht. Das Resultat: Im zweiten Zyklus erhöhte sich die Befruchtungs-rate von rund 35 auf 68 Prozent, auch die Rate der guten Embryonen erhöhte sich: von rund 48 auf 65 Prozent. (Nishihara et al. 2014)

Angewandte Chronotherapie

Welche Substanz wirkt am besten morgens? Welche hat ihre beste Zeit zum Abend hin? Welche Stoffe passen zusammen? Welche müssen sogar gemeinsam vorhanden sein, um zu wirken? Oder wird eventuell ein Wirkstoff durch einen anderen behindert? – Die Chronotherapie berücksichtigt all diese Fragen und unterstützt den Körper ganz individuell gerade dann, wenn er am empfänglichsten für den jeweiligen Wirkstoff ist.

Chronopharmakologie: vom richtigen Zeitpunkt

Wie Sie nun vielfach gelesen haben, hat jede Krankheit ihr eigenes Timing bzw. Zeitfenster. Daher erscheint es nur angebracht, Medikamente genau dann zu verabreichen, wenn ihre Wirkung besonders benötigt wird, das heißt zu einer Zeit, in der Krankheitsprozesse häufig auftreten. Dies ist auch bereits Gegenstand intensiver und vielversprechender Forschungen (Dallmann et al. 2016), die gezeigt haben: Eine korrekt auf die Tageszeit abgestimmte Therapie wirkt in sehr vielen Fällen bedeutend effektiver und verringert oft störende Nebenwirkungen.

Beispiel Herz-Kreislauf-Behandlung

Wie wirksam eine chronobiologisch korrekte Behandlung ist, lässt sich gut an unserem Herzen beobachten. Unser Herz ist ein Organ, das massiven Zeitschwankungen unterworfen ist: Während nachts der Blutdruck und die Herzfrequenz sinken, steigt der Blutdruck in der Früh wieder an und auch die

Herzfrequenz nimmt zu. Dieses natürliche Wechselspiel ist überaus wichtig, damit unser Herz-Kreislauf-System optimal funktioniert.

Läuft dieses System nicht in seinem Rhythmus, kann das dramatische Folgen haben. Daher ist es von größter Bedeutung, dass Wirkstoffe tageszeitlich korrekt zugeführt werden. Eine chronobiologische Aufteilung in Morgen- und Abendsubstanzen berücksichtigt diese circadianen Veränderungen des Herz-Kreislauf-Systems und sorgt dafür, dass die Inhaltsstoffe ihre Wirkung auch zum richtigen Zeitpunkt entfalten. Liegt das Problem zum Beispiel überwiegend an Bluthochdruck am Morgen bzw. untertags, müssen die Medikamente morgens oder mittags eingenommen werden. Weist der Patient hingegen vermehrt Bluthochdruckspitzen in der Nacht auf – eine besondere Form des Bluthochdrucks –, müssen entsprechende Maßnahmen zur Nacht hin getroffen werden. Dies erklärt auch, warum manchen Patienten empfohlen wird, ihre Blutdrucksenker am Morgen einzunehmen, anderen hingegen, das gleiche Präparat am Abend zu sich zu nehmen.

Kombinierte Chronotherapie mit Licht und Melatonin

Probleme innerhalb der rhythmischen Abläufe auch nur einiger weniger Prozesse führen zur sogenannten Desynchronisation bzw. Chronodisruption mit den bereits beschriebenen Erkrankungen. Hier gilt es insbesondere, diese Rhythmizität bzw. Synchronologie wiederherzustellen, was heutzutage als echte Chronotherapie bezeichnet wird.

In der Behandlung vieler Krankheitsbilder wird neben den krankheitsspezifischen Therapien zusätzlich ein

Therapiemix von Licht und Melatonin erfolgreich angewandt, um diesem Anspruch gerecht zu werden, etwa bei SAD, Jetlag oder Depressionen.

Sie erinnern sich: Licht und Melatonin wirken gegenläufig. Während Melatonin an unseren gesamten Organismus das Signal zum Nachtbetrieb abgibt, verzögert Licht diesen Prozess bzw. hilft uns beim Aufwachen. Diese einfachen Wirkmechanismen können auch dazu genutzt werden, um den Rhythmus entweder nach vorne oder nach hinten zu verlagern, je nachdem, welche Phasenverschiebung erwünscht ist und wann Melatonin oder Licht eingesetzt werden. (Siehe Abb. 19)

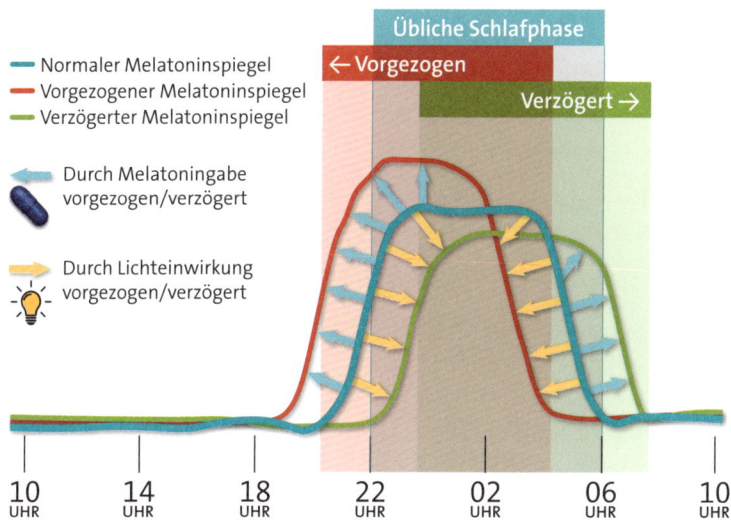

Abb. 19: Phasenverschiebung des endogenen Melatoninrhythmus durch Licht bzw. exogenes Melatonin

Ein Beispiel: Eine Therapie bei Jetlag oder auch bei Schichtarbeit hat zum Ziel, die Betroffenen möglichst rasch an den neuen Tag-Nacht-Rhythmus zu gewöhnen. Eine frühabendliche Melatonineinnahme in Kombination mit Licht am Morgen hat sich dafür als sehr wirksame Methode erwiesen. Zu beachten ist unbedingt der korrekte Zeitpunkt der Melatoningabe: Bei Jetlag liegt dieser optimal zwischen 22:00 und 23:00 Uhr der neuen Zeitzone, für Schichtarbeiter ca. eine Stunde vor der neuen Ruhephase.

Unterstützt wird dies, wenn beim Jetlag bereits in den frühesten Morgenstunden – zwischen 6:00 und 7:00 Uhr – intensives Licht verabreicht wird. Der Schichtarbeiter benötigt dieses Licht hingegen direkt nach seiner Ruhephase und während der gesamten Arbeitszeit.

Chronobiologisch korrekte Freisetzung

Viele Medikamente müssen oftmals über einen längeren Zeitraum wirken, haben aber nur eine sehr kurze Halbwertszeit. Andere wiederum sollten zu einem bestimmten Zeitpunkt ihre maximale Wirkung entfalten, zu dem es aber schwierig ist, sie einzunehmen. Um Ihnen diese Problematik etwas näherzubringen, wollen wir dies am Beispiel von Melatonin genauer erklären.

Melatonin benötigen wir über sechs bis sieben Stunden in der Nacht. Leider liegt die Halbwertszeit aber nur bei ca. 25 Minuten, was dazu führt, dass die gewünschte Wirkung nach zwei bis zweieinhalb Stunden nicht mehr vorhanden ist, da zu diesem Zeitpunkt der Wirkstoff bereits fast komplett abgebaut wurde. Aus diesem Grund haben sich unterschiedliche Hersteller dieses Problems angenommen und verschiedene Präparate mit jeweils unterschiedlicher Freisetzung des Wirkstoffs entwickelt.

Jedes dieser Melatoninprodukte wirkt anders, je nachdem, was Sie damit erreichen wollen, vor allem, welche Art der Freisetzung für Sie angezeigt ist. Denn die Präparate können das Melatonin langsam oder schnell freisetzen, aber auch chronobiologisch korrekt wirken, was wir als pulsatile Verabreichung bezeichnen. Diese Arten der Freisetzung gibt es übrigens für fast jedes medizinische Präparat oder Nahrungsergänzungsmittel.

Zeitlich getaktet: pulsatiles Melatonin

Um mit einer Melatoninergänzung einen natürlichen Melatoninspiegel zu imitieren, ist es wichtig, dass das Hormon so lange im Körper bleibt, wie es auch seinem natürlichen Rhythmus in einem gesunden Organismus entspricht. Als ideal hat sich dafür die pulsatile Verabreichung herausgestellt. Nach der Einnahme steigt der Melatoninspiegel rasch an und bleibt dann mehrere Stunden lang auf einem hohen Niveau, um dann in der Früh wieder abzufallen. Für ältere Personen, die kein Melatonin mehr produzieren, wird genau ein solches Freisetzungsprofil gewünscht.

Einige Studien haben auch schon zeigen können, dass gerade diese Art der Darreichung hervorragende Ergebnisse liefert: Betroffene konnten damit nicht nur besser ein- und durchschlafen, sondern auch ihre Schlafqualität signifikant verbessern. (Stankov et al. 2010, Kolev et al. 2011)

Langsame versus schnelle Freisetzung

Ganz anders bei einer langsamen oder schnellen Freisetzung: Eine langsame Freisetzung von Melatonin braucht Stunden, um seine Wirkung zu erzielen. Das Problem dabei: Oft lässt die Wirkung von Melatonin zu langsam nach und führt dann dazu, dass man am Morgen noch müde ist, da sich noch zu viel Melatonin im Körper befindet.

Anders bei einer schnellen Freisetzung, bei der der Melatoninspiegel zunächst steil nach oben geht, dann aber nach ein bis zwei Stunden wieder rapide sinkt. Diese Verabreichungsart macht zwar rasch schläfrig, die meisten Menschen haben aber dann Schwierigkeiten mit dem Durchschlafen und wachen sehr früh, oft zu früh, wieder auf.

Achtung vor Generika

Jedes Medikament wie auch jedes Nahrungsergänzungsmittel hat somit eine eigene galenische Formulierung, das heißt eine bestimmte Art der Zusammensetzung von Hilfsstoffen und dem Wirkstoff selbst.

Sie haben vielleicht schon einmal die Erfahrung gemacht: Lange Zeit nehmen Sie ein Medikament, das Sie gut vertragen und das Ihnen auch hilft. Sie wechseln dann auf ein sogenanntes Generikum, meist aus Kostengründen. Doch plötzlich erfüllt das Präparat nicht mehr die gewünschte Wirkung, obwohl der Wirkstoff völlig ident ist mit dem Original. Woran kann das liegen? Sie werden es erahnen: an der Art der Freisetzung, hervorgerufen durch die Hilfsstoffe.

Bei manchen Präparaten, bei denen die Wirkung nicht an einen genauen Zeitpunkt gebunden ist, spielt das eher eine untergeordnete Rolle, wie etwa bei Aspirin. Bei wieder anderen Präparaten jedoch kann der gewünschte (Heilungs-) Effekt ausbleiben, da der Wirkstoff zum falschen Zeitpunkt abgegeben wird. Wollen Sie sichergehen, dass Ihr Generikum auch wirklich hält, was es verspricht: Vergleichen Sie die

darin enthaltenen Wirkstoffe und vor allem auch die Hilfsstoffe mit dem Originalprodukt.

Chronopharmakologische Ansätze in der Krebstherapie

Wie Sie schon wissen, folgt auch unsere Zellteilung einem
circadianen Rhythmus. Dies macht sich auch die Krebstherapie zunutze, da Krebsmedikamente eine noch größere
Wirkung erzielen, wenn sie gerade in dem Moment, in
dem die Zellen sich teilen, verabreicht werden. (Ortiz-
Tudela et al. 2013) Viele Tumorerkrankungen können so
überaus positiv beeinflusst werden. Untersuchungen haben
gezeigt, dass es sinnvoll ist, genau zu bestimmen, wann
was gegeben wird. Viele Tumorpatienten benötigen bei
der Chemotherapie oftmals eine Kombination von zwei
bis drei Produkten. Werden diese Produkte nun jeweils
getrennt zur optimalen Tageszeit eingesetzt, und nicht wie
meist üblich zusammen am Morgen, lässt sich der Thera-
pieerfolg erheblich steigern, teilweise bis zu über 50 Prozent
– und dies lediglich durch die Darreichung nach chronobiologischen Prinzipien. (Innominato et al. 2014, Dulong et
al. 2015)

Und noch einen wichtigen Aspekt haben Forscher bei
diesen Untersuchungen herausgefunden: Die starken Nebenwirkungen einer Chemotherapie können verringert werden,
wenn die Medikamente chronotherapeutisch abgestimmt
verabreicht werden, unabhängig davon, ob nur ein oder
mehrere Medikamente verwendet werden mussten. (Coudert
et al. 2008)

Vereinfachte Einnahmezeiten dank Chronobiologie

Wie Sie bereits gehört haben, sollte der Wirkstoff, den man applizieren möchte, genau zum richtigen Zeitpunkt zur Verfügung stehen. Was aber, wenn dies zum Beispiel morgens um 4:00 Uhr der Fall ist? Denken Sie dabei etwa an den Cortisolanstieg, der zu dieser Zeit beginnt. Muss dieser Anstieg medikamentös ersetzt bzw. unterstützt werden, könnte man entweder um ca. 3:30 Uhr die entsprechende Tablette zu sich nehmen, was nicht gerade praktikabel ist, oder man nimmt das Produkt ein, sobald man wach ist. In diesem Fall wird der Cortisolpeak aber oftmals zu spät erreicht, was einer Chronodisruption gleichkommt und Nebenwirkungen hervorrufen kann.

Neuere Entwicklungen haben nun aber Formulierungen hervorgebracht, die das Cortison erst fünf bis sechs Stunden nach der Einnahme freisetzen. (Paolino et al. 2017, Straub & Cutolo 2016, Krasselt & Baerwald 2017) Dabei nimmt der Patient die Tablette kurz vor dem Schlafengehen ein. Diese Art der Therapie, die die Chronobiologie berücksichtigt, hat sich nicht nur bei Patienten mit Nebennierenrinden-Insuffizienz, sondern auch bei der rheumatischen Arthritis sowie beim systemischen Lupus, einer speziellen Hauterkrankung, als äußerst effektiv gezeigt.

Chronopharmakologie auch für Vitamine & Co.

Vielleicht haben Sie sich schon gefragt, ob die angeführten Beispiele nur für Medikamente gelten, oder ob diese Grundlagen auch auf Vitamine, Mineralien und sonstige Nahrungsergänzungen zutreffen. Die Antwort ist eindeutig: ja. Auch wenn sich bis heute nur sehr wenige Wissenschaftler mit der Chronopharmakologie der orthomolekularen Medizin beschäftigen, lassen sich bereits ein paar Grundsätze postulieren:

All jene Substanzen, die den Stoffwechsel anregen bzw. eine aufbauende Wirkung besitzen, sollten idealerweise am Morgen eingenommen werden. Nutzt man Vitamine und Mineralien hingegen eher zur Unterstützung von Regenerationsprozessen, ist eine abendliche Einnahme zu bevorzugen. So werden zum Beispiel alle fettlöslichen Vitamine wie Vitamin A, D, E und K besser am Morgen resorbiert. Da Vitamin E synergistisch – sich unterstützend – mit Vitamin C agiert, gilt auch für Vitamin C die morgendliche Einnahme. Ähnliches gilt für Selen, was ebenfalls die Effektivität von Vitamin C und E steigert. Weitere Spurenelemente, die besser am Morgen aufgenommen werden, sind Molybdän, Mangan, Jod, Vanadium, Chrom und Nickel. Calcium wird zum Teil durch die Zufuhr von Phosphor und dem bereits erwähnten Vitamin D gefördert und ist somit ebenfalls am Morgen einzunehmen.

Die meisten B-Vitamine, mit Ausnahme von Vitamin B6, werden hingegen zum Abend hin benötigt, da sie die nachts stattfindenden Regerationsprozesse unterstützen. Auch Zink, das unter anderem die Aufnahme von Calcium behindern würde, sollte erst zu diesem Zeitpunkt eingenommen werden. Magnesium und Kalium werden ebenfalls eher am Abend benötigt, da etwa Magnesium für die Muskelentspannung während des Schlafs eine wichtige Rolle übernimmt.

Eine besondere Position nimmt das Eisen ein: Grundsätzlich gilt, dass Eisen eher dann aufgenommen wird, wenn der Darmtrakt wenig zu tun hat, also einige Zeit vor den Mahlzeiten. Gleichzeitig scheint aber die nachmittägliche

Einnahme von Eisensalzen besser vertragen zu werden. Somit wäre der ideale Zeitpunkt der Eisenergänzung zwischen dem Mittagessen und dem Abendessen, also gegen 16:00 Uhr. Sollte man diese Einnahme vergessen, könnte man sie auch eineinhalb bis zwei Stunden nach dem Abendessen nachholen. (Fauteck & Kusztrich 2017)

Resümee und Ausblick

Die Forschung der letzten Jahrzehnte hat gezeigt, wie wichtig es ist, die Chronobiologie mit all ihren Facetten verstärkt in den Fokus der modernen Medizin zu rücken. Heute wissen wir, dass Schwankungen bestimmter Körperfunktionen nicht nur physiologisch sind, sondern darüber hinaus auch wichtige Aufgaben erfüllen, damit unser Organismus optimal funktionieren kann. Lange Zeit wurde dieser Umstand nicht ausreichend berücksichtigt, denn man glaubte, dass es unwichtig sei, wann zum Beispiel bestimmte Substanzen eingenommen oder gewisse Körperfunktionen gemessen würden.

Auch unser moderner Alltag änderte sich im Laufe der letzten Jahrhunderte: Immer wichtiger wurden die stets ansteigende Produktivität, die permanente Erreichbarkeit sowie die damit verbundene Lebensgestaltung. Völlig außer Acht blieb dabei, dass wir auch regelmäßige Phasen der Ruhe, der Erholung und Regeneration benötigen. Bis vor ein paar Jahren glaubte man beispielsweise immer noch, dass die Nachtphase und der damit verbundene Schlaf nur deshalb zustande kämen, weil unser Körper überanstrengt sei. Somit reduzierte man den Schlaf auf ein Minimum und schrieb ihm kaum Bedeutung zu. Ein großer Fehler, wie wir heute wissen – und das nicht nur vor dem Hintergrund, dass wir über ein Drittel unseres Lebens schlafend verbringen.

Seit einigen wenigen Jahrzehnten widmet sich die Wissenschaft der Erforschung der sogenannten Zeitgeber, um herauszufinden, welche rhythmischen äußeren und inneren Faktoren für unseren Organismus wichtig sind und wie diese unsere Gesundheit beeinflussen können. Einer der bedeutendsten Zeitgeber ist dabei der natürliche Wechsel von Licht und Dunkelheit. Wir wissen heute, dass dieses Wechselspiel in hormonelle Signale innerhalb unseres Körpers überführt wird, da diese Hormone nun rhythmisch ausgeschüttet werden und den gesamten Stoffwechsel daher zu unterschiedlichen Zeiten unterschiedlich beeinflussen. Ein weiterer externer Zeitgeber ist die Nahrungsaufnahme. Dabei spielt nicht nur die Zusammensetzung der Nahrung eine Rolle, sondern vermutlich viel mehr der jeweilige Zeitpunkt, also wann diese aufgenommen wird. Diese Essenszeitpunkte, regelmäßig verteilt über den Tag, haben eine immense Bedeutung für unseren gesamten Organismus. Solche und weitere Signale bestimmen bis in jede Zelle hinein die jeweiligen Funktionen und tragen dazu bei, dass alle physiologischen Prozesse harmonisch, das heißt aufeinander abgestimmt ablaufen.

Wie eine Zelle auf molekularer Ebene diese rhythmische Aktivität umsetzt, ist uns seit Ende der 1980er- bzw. Anfang der 1990er-Jahre bekannt und führte bekanntlich dazu, dass diese Entdeckungen 2017 mit dem Nobelpreis für Medizin ausgezeichnet wurden. Fest steht: Jede Zelle und daher auch jedes Organ hat eine rhythmische Aktivität, die im Lauf eines Tages zu bestimmten Zeiten hoch und zu anderen niedrig ist.

Kommt es nun zu Störungen dieser rhythmischen Aktivität, spricht die neue Wissenschaft der Chronobiologie von der sogenannten Chronodisruption. Sind einzelne zelluläre Prozesse nicht mehr rhythmisch und/oder nicht mehr synchron zu den anderen Rhythmen, hat dies dramatische Einflüsse auf unsere Gesundheit. Wissenschaftlich nachgewiesen ist, dass Störungen im natürlichen Tag-Nacht-Rhythmus, sei es durch Schichtarbeit, Langstreckenflüge und/oder

Licht in der Nacht, massive negative Auswirkungen haben können. Ein direkter Zusammenhang mit dieser Rhythmusstörung und Herz-Kreislauf-Erkrankungen, Diabetes, Gedächtnisverlust bis hin zur vermehrten Krebserkrankung konnte wiederholt belegt werden.

Ähnliches gilt auch für die Nahrungsaufnahme: Weiß man bereits lange Zeit, dass zu viele Kalorien schädlich sind, so ist erst seit wenigen Jahren bekannt, dass Essen zur falschen Zeit fast noch schädlicher ist. Nahrung und somit Energie zur falschen Zeit stört die synchrone Rhythmizität vieler körpereigener Prozesse und führt ebenfalls zur Chronodisruption. Auch die Folgen sind somit ähnlich wie bereits erwähnt: erhöhtes Risiko für Übergewicht, Diabetes, Herzinfarkt, Schlaganfall, Krebserkrankungen usw.

Die moderne, wenn auch noch sehr junge Chronomedizin hat begonnen, darauf zu reagieren. So ist es heute möglich, den individuellen Rhythmus zumindest zum Teil zu bestimmen. Hierzu werden unter anderem die Tagesschwankungen der Herzaktivität, der Körpertemperatur, der Schlaf-Wach-Phasen und/oder bestimmter Hormone herangezogen. Anschließend lässt sich ablesen, welchem Chronotyp die entsprechende Person zuzuordnen ist und ob die wichtigsten Rhythmen synchron zueinander verlaufen. Dies ist vor allem dann wichtig, wenn man eine Therapie chronobiologisch optimieren möchte. Speziell in der Tumortherapie ist ein solcher Ansatz sehr vielversprechend. Nicht aufgrund immer neuer Medikamente kann man bestimmte Tumorarten bereits heute besser behandeln, sondern vielmehr dadurch, dass die altbekannten jeweils zum optimalen Zeitpunkt eingesetzt werden. Dank dieser relativ einfachen Maßnahme war es möglich, nicht nur die Effektivität der Therapien zu steigern, sondern auch etwaige Nebenwirkungen signifikant zu reduzieren. Ähnliche Erfolge ließen sich bei Patienten mit Bluthochdruck, Schlaganfall, Diabetes und/oder chronischen Entzündungen erzielen. Speziell entwickelte Darreichungsformen der für diese Patienten wichtigen Medikamente können heutzutage garantieren, dass der entsprechende Wirkstoff genau dann im Organismus zur Verfügung steht, wenn er am dringendsten benötigt wird.

Ein weiterer Therapieansatz ist die sogenannte Chronotherapie: Hier wird versucht, durch den gezielten Einsatz bestimmter Zeitgeber – Licht/Dunkelheit bzw. körpereigene Substanzen, die hierdurch gesteuert werden, und/oder zeitlich getaktete Mahlzeiten – die verschiedenen Rhythmen im Körper wieder untereinander zu synchronisieren. Insbesondere bei bestimmten Formen von Schlafstörungen, Depressionen sowie bei Übergewicht und deren Folgeerkrankungen konnte man durch diese Maßnahmen sehr positive Ergebnisse erzielen.

Auch wenn schon etliche Erkenntnisse zur Chronobiologie und der damit verbundenen Chronomedizin vorliegen, kann man davon ausgehen, dass in absehbarer Zeit noch viele hinzukommen werden. Bereits heute wird noch intensiver als früher untersucht, welche Krankheitsbilder in welchem Ausmaß durch die Chronobiologie beeinflusst werden. Es ist davon auszugehen, dass die überwiegende Anzahl von Krankheitsbildern maßgeblich durch rhythmische Störungen begünstigt wird, wenn nicht sogar ihren eigentlichen Ursprung in der Chronodisruption hat.

Daher ist zu erwarten, dass in wenigen Jahren die Messung der biologischen Rhythmen in der Diagnostik selbstverständlich sein wird, ein jeder diese auf seinem

Smartphone per App sogar überprüfen können wird. Kein Medikament wird dann mehr nach altbewährtem Schema verabreicht werden, sondern der jeweilige optimale, individuelle Zeitpunkt wird im Vorfeld bestimmt werden. Selbst die Pharmaindustrie wird sich diesem Fortschritt nicht mehr verweigern können, sondern spezielle Darreichungsformen entwickeln, die den Grundlagen der Chronobiologie gerecht werden. Schafft man es zukünftig, die Biorhythmen unterschiedlicher Personen und/oder Patienten durch den gezielten Einsatz von externen Zeitgebern zu synchronisieren, könnte man hierdurch die Planbarkeit bzw. die Effektivität bestimmter Maßnahmen steigern, da eine Personalisierung nicht mehr von den individuellen Unterschieden abhinge.

Aber auch auf das gesellschaftliche Leben wird die Chronobiologie mit all ihren Bereichen Einfluss nehmen. Gelingt es, die unterschiedlichen Arbeitsprozesse den jeweiligen Biorhythmen anzupassen, könnte damit die Effektivität gesteigert werden. Möglicherweise wird in ein paar Jahren die Gleitzeit nicht nur am Arbeitsplatz zu finden sein, sondern auch an Schulen und in anderen Bereichen des täglichen Lebens. Ein wichtiger Faktor wird auch sein, dass die Gesellschaft sich wieder bereit zeigt, bestimmte Störfaktoren abzustellen. Etwa indem man in Zukunft wieder darauf achtet, dass weniger Licht die abendliche Dunkelheit stört. Es muss nicht gleich zu einer drastischen Maßnahme wie Kerzenschein gegriffen werden, hilfreich wäre schon, wenn die Straßenbeleuchtung wirklich nur die Straßen ausleuchtet und nicht auch unsere Schlafzimmer. Und es stellt sich die Frage, ob man wirklich morgens um 1:00 Uhr, wie in den USA üblich, im Supermarkt noch einkaufen können muss.

Berücksichtigt man die bereits vorhandenen Erkenntnisse, so kann die Chronobiologie ein nächster Quantensprung in sämtlichen Wissenschaftsdisziplinen werden, nicht nur in der Medizin. Schon Hippokrates stellte fest: „Heilung ist eine Frage der Zeit. Oftmals aber auch eine Frage der günstigen Gelegenheit." Es ist also nicht nur wichtig, was wir tun oder verabreichen, um bestimmte Krankheiten zu heilen, sondern viel wichtiger scheint, zu welchem Zeitpunkt wir etwas dagegen unternehmen. Kurz gesagt: Alles ist eine Frage der Zeit. Und nur die Zeit wird zeigen, welche Fortschritte uns die Chronobiologie noch bringen wird. Dass es so kommen wird, ist sicher. Offen ist nur der Zeitpunkt. Es bleibt also spannend, denn das letzte Kapitel der Chronobiologie ist garantiert noch nicht geschrieben.

Quellenverzeichnis

Adan A & Natale V. *Gender differences in morningness-eveningness preference.* In: Chronobiol Int. 2002 Jul;19(4):709-20.

Adan A, Archer SN, Hidalgo MP, Di Milia L, Natale V, Randler C. *Circadian typology: a comprehensive review.* In: Chronobiol Int. 2012 Nov;29(9):1153-75.

Albrecht U. *Circadian clocks and mood-related behaviors.* In: Handb Exp Pharmacol. 2013;(217):227-39.

Allebrandt KV & Roenneberg T. *The search for circadian clock components in humans: new perspectives for association studies.* In: Braz J Med Biol Res. 2008 Aug;41(8):716-21.

Andrabi SS, Parvez S, Tabassum H. *Melatonin and Ischemic Stroke: Mechanistic Roles and Action.* In: Adv Pharmacol Sci. 2015;2015:384750.

Antunes LC, Levandovski R, Dantas G, Caumo W, Hidalgo MP. *Obesity and shift work: chronobiological aspects.* In: Nutr Res Rev. 2010 Jun;23(1):155-68.

Antúnez JM, Navarro JF, Adan A. *Circadian typology and emotional intelligence in healthy adults.* In: Chronobiol Int. 2013 Oct;30(8):981-7.

Antúnez JM, Navarro JF, Adan A. *Circadian typology is related to resilience and optimism in healthy adults.* In: Chronobiol Int. 2015 May;32(4):524-30.

Arora T, Chen MZ, Cooper AR, Andrews RC, Taheri S. *The Impact of Sleep Debt on Excess Adiposity and Insulin Sensitivity in Patients with Early Type 2 Diabetes Mellitus.* In: J Clin Sleep Med. 2016a May 15;12(5):673-80.

Arora T, Chen MZ, Omar OM, Cooper AR, Andrews RC, Taheri S. *An investigation of the associations among sleep duration and quality, body mass index and insulin resistance in newly diagnosed type 2 diabetes mellitus patients.* In: Ther Adv Endocrinol Metab. 2016b Feb;7(1):3-11.

Asher G & Sassone-Corsi P. *Time for food: the intimate interplay between nutrition, metabolism, and the circadian clock.* In: Cell. 2015 Mar 26;161(1):84-92.

Baehr EK, Revelle W, Eastman CI. *Individual differences in the phase and amplitude of the human circadian temperature rhythm: with an emphasis on morningness-eveningness.* In: J Sleep Res. 2000 Jun;9(2):117-27.

Báez-Ruiz A, Guerrero-Vargas NN, Cázarez-Márquez F, Sabath E, Basualdo MDC, Salgado-Delgado R, Escobar C, Buijs RM. *Food in synchrony with melatonin and corticosterone relieves constant light disturbed metabolism.* In: J Endocrinol. 2017 Dec;235(3):167-178.

Ballesta A, Innominato PF, Dallmann R, Rand DA, Lévi FA. *Systems Chronotherapeutics.* In: Pharmacol Rev. 2017 Apr;69(2):161-199.

Barclay NL & Myachykov A. *Sustained wakefulness and visual attention: moderation by chronotype.* In: Exp Brain Res. 2017 Jan;235(1):57-68.

Beccuti G, Monagheddu C, Evangelista A, Ciccone G, Broglio F, Laura S, Bo S. *Timing of food intake: Sounding the alarm about metabolic impairments? A systematic review.* In: Pharmacol Res. 2017 Nov;125(Pt B):132-141.

Bechtel W. *Circadian Rhythms and Mood Disorders: Are the Phenomena and Mechanisms Causally Related?* In: Front Psychiatry. 2015 Aug 24;6:118.

Bedaiwy MA, Elnashar SA, Goldberg JM, Sharma R, Mascha EJ, Arrigain S, Agarwal A, Falcone T. *Effect of follicular fluid oxidative stress parameters on intracytoplasmic sperm injection outcome.* In: Gynecol Endocrinol. 2012 Jan;28(1):51-5.

Bedrosian TA & Nelson RJ. *Timing of light exposure affects mood and brain circuits.* In: Transl Psychiatry. 2017 Jan 31;7(1):e1017.

Bellet MM, Orozco-Solis R, Sahar S, Eckel-Mahan K, Sassone-Corsi P. *The time of metabolism: NAD+, SIRT1, and the circadian clock.* In: Cold Spring Harb Symp Quant Biol. 2011;76:31-8.

Benabu JC, Stoll F, Gonzalez M, Mathelin C. *Night work, shift work: Breast cancer risk factor?* In: Gynecol Obstet Fertil. 2015 Dec;43(12):791-9.

Bishehsari F, Levi F, Turek FW, Keshavarzian A. *Circadian Rhythms in Gastrointestinal Health and Diseases.* In: Gastroenterology. 2016 Sep;151(3):e1-5.

Bizzarri M, Proietti S, Cucina A, Reiter RJ. *Molecular mechanisms of the pro-apoptotic actions of melatonin in cancer: a review.* In: Expert Opin Ther Targets. 2013 Dec;17(12):1483-96.

Blasiak A, Gundlach AL, Hess G, Lewandowski MH. *Interactions of Circadian Rhythmicity, Stress and Orexigenic Neuropeptide Systems: Implications for Food Intake Control.* In: Front Neurosci. 2017 Mar 20;11:127.

Blask DE, Dauchy RT, Dauchy EM, Mao L, Hill SM, Greene MW, Belancio VP, Sauer LA, Davidson L. *Light Exposure at Night Disrupts Host/Cancer Circadian Regulatory Dynamics: Impact on the Warburg Effect, Lipid Signaling and Tumor Growth Prevention.* In: PLoS One. 2014; 9(8): e102776.

Blum ID, Zhu L, Moquin L, Kokoeva MV, Gratton A, Giros B, Storch KF. *A highly tunable dopaminergic oscillator generates ultradian rhythms of behavioral arousal.* In: Elife. 2014 Dec 29;3.

Boden MJ, Varcoe TJ, Kennaway DJ. *Circadian regulation of reproduction: from gamete to offspring.* In: Prog Biophys Mol Biol. 2013 Dec;113(3):387-97.

Boland WA, Connell PM, Vallen B. *Time of day effects on the regulation of food consumption after activation of health goals.* In: Appetite. 2013 Nov;70:47-52.

Breus M. *The Power of When. Learn the best time to do everything.* London: Vermilion 2016.

Bromley LE, Booth JN 3rd, Kilkus JM, Imperial JG, Penev PD. *Sleep restriction decreases the physical activity of adults at risk for type 2 diabetes.* In: Sleep. 2012 Jul 1;35(7):977-84.

Broussard JL, Kilkus JM, Delebecque F, Abraham V, Day A, Whitmore HR, Tasali E. *Elevated ghrelin predicts food intake during experimental sleep restriction.* In: Obesity (Silver Spring). 2016 Jan;24(1):132-8.

Broussard JL & Van Cauter E. *Disturbances of sleep and circadian rhythms: novel risk factors for obesity.* In: Curr Opin Endocrinol Diabetes Obes. 2016 Oct;23(5):353-9.

Brown RE, Sharma AM, Ardern CI, Mirdamadi P, Mirdamadi P, Kuk JL. *Secular differences in the association between caloric intake, macronutrient intake, and physical activity with obesity.* In: Obes Res Clin Pract. 2016 May-Jun;10(3):243-55.

Bullock B, Murray G, Anderson JL, Cooper-O'Neill T, Gooley JJ, Cain SW, Lockley SW. *Constraint is associated with earlier circadian phase and morningness: Confirmation of relationships between personality and circadian phase using a constant routine protocol.* In: Pers Individ Dif. 2017 Jan;104:69-74.

Bundesministerium für Gesundheit und Frauen (BMGF). *Childhood Obesity Surveillance Initiative (COSI). Bericht Österreich 2017.* Wien, September 2017.

Buoli M, Serati M, Grassi S, Pergoli L, Cantone L, Altamura AC, Bollati V. *The role of clock genes in the etiology of Major Depressive Disorder.* In: J Affect Disord. 2017 Nov 7. pii: S0165-0327(17)31569-0.

Burke TM, Markwald RR, McHill AW, Chinoy ED, Snider JA, Bessman SC, Jung CM, O'Neill JS, Wright KP Jr. *Effects of caffeine on the human circadian clock in vivo and in vitro.* In: Sci Transl Med. 2015 Sep 16;7(305):305ra146.

Buxton OM & Marcelli E. *Short and long sleep are positively associated with obesity, diabetes, hypertension, and cardiovascular disease among adults in the United States.* In: Soc Sci Med. 2010 Sep;71(5):1027-36.

Cao Q, Gery S, Dashti A, Yin D, Zhou Y, Gu J, Koeffler HP. *A role for the clock gene per1 in prostate cancer.* In: Cancer Res. 2009 Oct 1;69(19):7619-25.

Carabotti M, Scirocco A, Maselli MA, Severia C. *The gut-brain axis: interactions between enteric microbiota, central and enteric nervous systems.* In: Ann Gastroenterol. 2015 Apr-Jun; 28(2): 203–209.

Carciofo R, Du F, Song N, Zhang K. *Mind Wandering, Sleep Quality, Affect and Chronotype: An Exploratory Study.* In: PLoS One. 2014; 9(3): e91285.

Cervantes P, Gelber S, Kin FN, Nair VN, Schwartz G. *Circadian secretion of cortisol in bipolar disorder.* In: J Psychiatry Neurosci. 2001 Nov;26(5):411-6.

Chang AM, Aeschbach D, Duffy JF, Czeisler CA. *Evening use of light-emitting eReaders negatively affects sleep, circadian timing, and next-morning alertness.* In: Proc Natl Acad Sci U S A. 2015 Jan 27;112(4):1232-7.

Charrier A, Olliac B, Roubertoux P, Tordjman S. *Clock Genes and Altered Sleep-Wake Rhythms: Their Role in the Development of Psychiatric Disorders.* In: Int J Mol Sci. 2017 Apr 29;18(5).

Chellappa SL, Schröder C, Cajochen C. *Chronobiology, excessive daytime sleepiness and depression: Is there a link?* In: Sleep Med. 2009 May;10(5):505-14.

Chen CY, Logan RW, Ma T, Lewis DA, Tseng GC, Sibille E, McClung CA. *Effects of aging on circadian patterns of gene expression in the human prefrontal cortex.* In: PNAS January 5, 2016 vol. 113 no. 1 206-211.

Cohen M, Lippman M, Chabner B. *Role of pineal gland in aetiology and treatment of breast cancer.* In: Lancet. 1978 Oct 14;2(8094):814-6.

Curtis J, Burkley E, Burkley M. *The Rhythm Is Gonna Get You: The Influence of Circadian Rhythm Synchrony on Self-Control Outcomes.* In: Social and Personality Psychology Compass 8/11 (2014): 609–625, 10.1111/spc3.12136.

Dagan Y, Sela H, Omer H, Hallis D, Dar R. *High prevalence of personality disorders among circadian rhythm sleep disorders (CRSD) patients.* In: J Psychosom Res. 1996 Oct;41(4):357-63.

Dai X, Lu Y, Zhang M, Miao Y, Zhou C, Cui Z, Xiong B. *Melatonin improves the fertilization ability of post-ovulatory aged mouse oocytes by stabilizing ovastacin and Juno to promote sperm binding and fusion.* In: Hum Reprod. 2017 Mar 1;32(3):598-606.

Dallaspezia S, Suzuki M, Benedetti F. *Chronobiological Therapy for Mood Disorders.* In: Curr Psychiatry Rep. 2015 Dec;17(12):95.

Davies SK, Ang JE, Revell VL, Holmes B, Mann A, Robertson FP, Cui N, Middleton B, Ackermann K, Kayser M, Thumser AE, Raynaud FI, Skene DJ. *Effect of sleep deprivation on the human metabolome.* In: Proc Natl Acad Sci U S A. 2014 Jul 22;111(29):10761-6.

Davis S, Mirick DK, Stevens RG. *Night shift work, light at night, and risk of breast cancer.* In: J Natl Cancer Inst. 2001 Oct 17;93(20):1557-62.

Devore EE, Grodstein F, Schernhammer ES. *Shift work and cognition in the Nurses' Health Study.* In: Am J Epidemiol. 2013 Oct 15;178(8):1296-300.

Devore EE, Grodstein F, Schernhammer ES. *Sleep Duration in Relation to Cognitive Function among Older Adults: A Systematic Review of Observational Studies.* In: Neuroepidemiology. 2016;46(1):57-78.

Díaz-Morales JF. *Morning and evening-types: Exploring their personality styles.* In: Personality and Individual Differences 43 (2007) 769-778.

Drake C, Roehrs T, Shambroom J, Roth T. *Caffeine effects on sleep taken 0, 3, or 6 hours before going to bed.* In: J Clin Sleep Med. 2013 Nov 15;9(11):1195-200.

Dyar KA & Eckel-Mahan KL. *Circadian Metabolomics in Time and Space.* In: Front Neurosci. 2017 Jul 11;11:369.

Eckel-Mahan KL, Patel VR, de Mateo S, Orozco-Solis R, Ceglia NJ, Sahar S, Dilag-Penilla SA, Dyar KA, Baldi P, Sassone-Corsi P. *Reprogramming of the circadian clock by nutritional challenge.* In: Cell. 2013 Dec 19;155(7):1464-78.

Espino J, Bejarano I, Ortiz A, Lozano GM, García JF, Pariente JA, Rodríguez AB. *Melatonin as a potential tool against oxidative damage and apoptosis in ejaculated human spermatozoa.* In: Fertil Steril. 2010 Oct;94(5):1915-7.

Fabbian F, Zucchi B, De Giorgi A, Tiseo R, Boari B, Salmi R, Cappadona R, Gianesini G, Bassi E, Signani F, Raparelli V, Basili S, Manfredini R. *Chronotype, gender and general health.* In: Chronobiol Int. 2016;33(7):863-82.

Fauteck JD & Kusztrich I. *Das Phytamin Prinzip. Besser länger leben mit Phytostoffen und Hormonen.* Wien: Christian Brandstätter Verlag 2014.

Fauteck JD & Platzer TM. *Die Chronodiät. Satt essen und abnehmen mit der inneren Uhr.* Wien: Christian Brandstätter Verlag 2016.

Fauteck JD. *Melatonin. Das Geheimnis eines wunderbaren Hormons.* Wien: Christian Brandstätter Verlag 2017.

Fauteck JD & Kusztrich I. *90 Mikronährstoffe gegen 900 Krankheiten: Komplette Gesundheit für nur 3 € pro Tag.* Neusiedl am See: IGK-Verlag 2017.

Figueiro MG. *Disruption of Circadian Rhythms by Light During Day and Night.* In: Curr Sleep Med Rep. 2017 Jun;3(2):76-84.

Flynn-Evans EE, Stevens RG, Tabandeh H, Schernhammer ES, Lockley SW. *Total visual blindness is protective against breast cancer.* In: Cancer Causes Control. 2009 Nov;20(9):1753-6.

Fonken LK & Nelson RJ. *The effects of light at night on circadian clocks and metabolism.* In: Endocr Rev. 2014 Aug;35(4):648-70.

Foster JA, Rinaman L, Cryan JF. *Stress & the gut-brain axis: Regulation by the microbiome.* In: Neurobiology of Stress xxx (2017) 1-13.

Franckle RL, Falbe J, Gortmaker S, Ganter C, Taveras EM, Land T, Davison KK. *Insufficient sleep among elementary and middle school students is linked with elevated soda consumption and other unhealthy dietary behaviors.* In: Prev Med. 2015 May;74:36-41.

Gaddameedhi S, Selby CP, Kaufmann WK, Smart RC, Sancar A. *Control of skin cancer by the circadian rhythm.* In: Proc Natl Acad Sci U S A. 2011 Nov 15;108(46):18790-5.

Gan Y, Yang C, Tong X, Sun H, Cong Y, Yin X, Li L, Cao S, Dong X, Gong Y, Shi O, Deng J, Bi H, Lu Z. *Shift work and diabetes mellitus: a meta-analysis of observational studies.* In: Occup Environ Med. 2015 Jan;72(1):72-8.

Gangwisch JE, Heymsfield SB, Boden-Albala B, Buijs RM, Kreier F, Pickering TG, Rundle AG, Zammit GK, Malaspina D. *Short sleep duration as a risk factor for hypertension: analyses of the first National Health and Nutrition Examination Survey.* In: Hypertension. 2006 May;47(5):833-9.

Gapstur SM, Diver WR, Stevens VL, Carter BD, Teras LR, Jacobs EJ. *Work schedule, sleep duration, insomnia, and risk of fatal prostate cancer.* In: Am J Prev Med. 2014 Mar;46(3 Suppl 1):S26-33.

Gery S, Komatsu N, Baldjyan L, Yu A, Koo D, Koeffler HP. *The circadian gene per1 plays an important role in cell growth and DNA damage control in human cancer cells.* In: Mol Cell. 2006 May 5;22(3):375-82.

Goel N. *Genetics of Sleep Timing, Duration and Homeostasis in Humans.* In: Sleep Med Clin. 2011 Jun;6(2):171-182.

Goel N. *Probing personalized genetic platforms for novel molecular clues for circadian chronotype.* In: Ann Transl Med. 2016 May;4(10):207.

Grønli J, Byrkjedal IK, Bjorvatn B, Nødtvedt Ø, Hamre B, Pallesen S. *Reading from an iPad or from a book in bed: the impact on human sleep. A randomized controlled crossover trial.* In: Sleep Med. 2016 May;21:86-92.

Guagnano MT, Angelucci E, Boni R, Cervone L, Del Ponte A, Sensi S. *Circadian and circannual study of the hypophyseal-gonadal axis in healthy young males.* In: Boll Soc Ital Biol Sper. 1985 Mar 30;61(3):343-9.

Gubin DG, Nelaeva AA, Uzhakova AE, Hasanova YV, Cornelissen G, Weinert D. *Disrupted circadian rhythms of body temperature, heart rate and fasting blood glucose in prediabetes and type 2 diabetes mellitus.* In: Chronobiol Int. 2017 Jul 31:1-13.

Gutierrez D & Arbesman J. *Circadian Dysrhythmias, Physiological Aberrations, and the Link to Skin Cancer.* In: Int J Mol Sci. 2016 Apr 26;17(5).

Halberg F. *Circadian (about Twenty-four-hour) Rhythms in Experimental Medicine.* In: Proc R Soc Med. 1963 Apr; 56(4): 253–257.

Hansen J. *Light at night, shiftwork, and breast cancer risk.* In: J Natl Cancer Inst. 2001a Oct 17;93(20):1513-5.

Hansen J. *Increased breast cancer risk among women who work predominantly at night.* In: Epidemiology. 2001b Jan;12(1):74-7.

Hardeland R. *Chronobiology of Melatonin beyond the Feedback to the Suprachiasmatic Nucleus-Consequences to Melatonin Dysfunction.* In: Int J Mol Sci. 2013 Mar 12;14(3):5817-41.

Hatori M, Gronfier C, Van Gelder RN, Bernstein PS, Carreras J, Panda S, Marks F, Sliney D, Hunt CE, Hirota T, Furukawa T, Tsubota K. *Global rise of potential health hazards caused by blue light-induced circadian disruption in modern aging societies.* In: NPJ Aging Mech Dis. 2017 Jun 16;3:9.

He C, Wang J, Zhang Z, Yang M, Li Y, Tian X, Ma T, Tao J, Zhu K, Song Y, Ji P, Liu G. *Mitochondria Synthesize Melatonin to Ameliorate Its Function and Improve Mice Oocyte's Quality under in Vitro Conditions.* In: Int J Mol Sci. 2016 Jun 14;17(6). pii: E939.

Hill SM, Belancio VP, Dauchy RT, Xiang S, Brimer S, Mao L, Hauch A, Lundberg PW, Summers W, Yuan L, Frasch T, Blask DE. *Melatonin: an inhibitor of breast cancer.* In: Endocr Relat Cancer. 2015 Jun;22(3):R183-204.

Holl RW, Hartman ML, Veldhuis JD, Taylor WM, Thorner MO. *Thirty-second sampling of plasma growth hormone in man: correlation with sleep stages.* In: J Clin Endocrinol Metab. 1991 Apr;72(4):854-61.

Horne CM, Marr-Phillips SD, Jawaid R, Gibson EL, Norbury R. *Negative emotional biases in late chronotypes.* Biological Rhythm Research 2016.

Hoyle NP, Seinkmane E, Putker M, Feeney KA, Krogager TP, Chesham JE, Bray LK, Thomas JM, Dunn K, Blaikley J, O'Neill JS. *Circadian actin dynamics drive rhythmic fibroblast mobilization during wound healing.* In: Sci Transl Med. 2017 Nov 8;9(415).

Hrushesky WJ, Grutsch J, Wood P, Yang X, Oh EY, Ansell C, Kidder S, Ferrans C, Quiton DF, Reynolds J, Du-Quiton J, Levin R, Lis C, Braun D. *Circadian clock manipulation for cancer prevention and control and the relief of cancer symptoms.* In: Integr Cancer Ther. 2009 Dec;8(4):387-97.

Hufeland CW. *Die Kunst das menschliche Leben zu verlängern.* Jena: Akademische Buchhandlung 1797.

Hur YM. *Stability of genetic influence on morningness-eveningness: a cross-sectional examination of South Korean twins from preadolescence to young adulthood.* In: J Sleep Res. 2007 Mar;16(1):17-23.

International Diabetes Federation. *IDF Diabetes Atlas.* Seventh Edition 2015. Verfügbar unter: www.diabetesatlas.org/component/attachments/?task=download&id=116 [Zugriff am 12.11.2017].

Irwin MR, Olmstead R, Carroll JE. *Sleep Disturbance, Sleep Duration, and Inflammation: A Systematic Review and Meta-Analysis of Cohort Studies and Experimental Sleep Deprivation.* In: Biol Psychiatry. 2016 Jul 1;80(1):40-52.

Isherwood CM, Van der Veen DR, Johnston JD, Skene DJ. *Twenty-four-hour rhythmicity of circulating metabolites: effect of body mass and type 2 diabetes.* In: FASEB J. 2017 Aug 18. pii: fj.201700323R.

Jakubowicz D, Wainstein J, Landau Z, Raz I, Ahren B, Chapnik N, Ganz T, Menaged M, Barnea M, Bar-Dayan Y, Froy O. *Influences of Breakfast on Clock Gene Expression and Postprandial Glycemia in Healthy Individuals and Individuals With Diabetes: A Randomized Clinical Trial.* In: Diabetes Care. 2017 Nov;40(11):1573-1579.

James P, Bertrand KA, Hart JE, Schernhammer ES, Tamimi RM, Laden F. *Outdoor Light at Night and Breast Cancer Incidence in the Nurses' Health Study II.* In: Environ Health Perspect. 2017 Aug 17;125(8):087010.

Jang H, Hong K, Choi Y. *Melatonin and Fertoprotective Adjuvants: Prevention against Premature Ovarian Failure during Chemotherapy.* In: Int J Mol Sci. 2017 Jun 7;18(6). pii: E1221.

Janich P, Toufighi K, Solanas G, Luis NM, Minkwitz S, Serrano L, Lehner B, Benitah SA. *Human epidermal stem cell function is regulated by circadian oscillations.* In: Cell Stem Cell. 2013 Dec 5;13(6):745-53.

Johnston JD. *Physiological responses to food intake throughout the day.* In: Nutr Res Rev. 2014 Jun;27(1):107-18.

Johnston JD, Ordovás JM, Scheer FA, Turek FW. *Circadian Rhythms, Metabolism, and Chrononutrition in Rodents and Humans.* In: Adv Nutr. 2016 Mar 15;7(2):399-406.

Julian CG. *Epigenomics and Human Adaptation to High Altitude.* In: J Appl Physiol (1985). 2017 Aug 17:jap.00351.2017.

Jung-Hynes B, Huang W, Reiter RJ, Ahmad N. *Melatonin resynchronizes dysregulated circadian rhythm circuitry in human prostate cancer cells.* In: J Pineal Res. 2010 Aug; 49(1): 60–68.

Kalimi M & Regelson W (Hg.). *The Biologic Role of Dehydroepiandrosterone (DHEA).* New York: Walter de Gruyter, 1990.

Kallistratos M. *Midday naps associated with reduced blood pressure and fewer medications.* European Society of Cardiology 2015. Verfügbar unter: http://www.escardio.org/The-ESC/Press-Office/Press-releases/ Midday-naps-associated-with-reduced-blood-pressure-and-fewer-medications# [Zugriff am 9. Jänner 2017].

Kalmbach DA, Schneider LD, Cheung J, Bertrand SJ, Kariharan T, Pack AI, Gehrman PR. *Genetic basis of chronotype in humans: Insights from three landmark GWAS.* In: Sleep. 2016 Oct 28. pii: sp-00526-16.

Kanazawa S & Perina K. *Why night owls are more intelligent.* In: Personality and Individual Differences 47 (2009) 685–690.

Kanerva N, Kronholm E, Partonen T, Ovaskainen ML, Kaartinen NE, Konttinen H, Broms U, Männistö S. *Tendency toward eveningness is associated with unhealthy dietary habits.* In: Chronobiol Int. 2012 Aug;29(7):920-7.

Kang JI, Park CI, Sohn SY, Kim HW, Namkoong K, Kim SJ. *Circadian preference and trait impulsivity, sensation-seeking and response inhibition in healthy young adults.* In: Chronobiol Int. 2015 Mar;32(2):235-41.

Karantanos T, Theodoropoulos G, Pektasides D, Gazouli M. *Clock genes: their role in colorectal cancer.* In: World J Gastroenterol. 2014 Feb 28;20(8):1986-92.

Kato-Kataoka A, Nishida K, Takada M, Kawai M, Kikuchi-Hayakawa H, Suda K, Ishikawa H, Gondo Y, Shimizu K, Matsuki T, Kushiro A, Hoshi R, Watanabe O, Igarashi T, Miyazaki K, Kuwano Y, Rokutan K. *Fermented Milk Containing Lactobacillus casei Strain Shirota Preserves the Diversity of the Gut Microbiota and Relieves Abdominal Dysfunction in Healthy Medical Students Exposed to Academic Stress.* In: Appl Environ Microbiol. 2016 May 31;82(12):3649-58.

Kawamura M, Tasaki H, Misawa I, Chu G, Yamauchi N, Hattori MA. *Contribution of testosterone to the clock system in rat prostate mesenchyme cells.* In: Andrology. 2014 Mar;2(2):225-33.

Keller LK, Zöschg S, Grünewald B, Roenneberg T, Schulte-Körne G. *Chronotype and depression in adolescents – a review.* In: Z Kinder Jugendpsychiatr Psychother. 2016;44(2):113-26.

Kessler K, Hornemann S, Petzke KJ, Kemper M, Kramer A, Pfeiffer AF, Pivovarova O, Rudovich N. *The effect of diurnal distribution of carbohydrates and fat on glycaemic control in humans: a randomized controlled trial.* In: Sci Rep. 2017 Mar 8;7:44170.

Khalesi S, Johnson DW, Campbell K, Williams S, Fenning A, Saluja S, Irwin C. *Effect of probiotics and synbiotics consumption on serum concentrations of liver function test enzymes: a systematic review and meta-analysis.* In: Eur J Nutr. 2017 Nov 8.

Kiessling S, Beaulieu-Laroche L, Blum ID, Landgraf D, Welsh DK, Storch KF, Labrecque N, Cermakian N. *Enhancing circadian clock function in cancer cells inhibits tumor growth.* In: BMC Biol. 2017 Feb 14;15(1):13.

Kim SW, Jang EC, Kwon SC, Han W, Kang MS, Nam YH, Lee YJ. *Night shift work and inflammatory markers in male workers aged 20-39 in a display manufacturing company.* In: Ann Occup Environ Med. 2016 Sep 20;28:48.

Kiss Z & Ghosh PM. *Circadian rhythmicity and the influence of 'clock' genes on prostate cancer.* In: Endocr Relat Cancer September 22, 2016 ERC-16-0366.

Koch CE, Leinweber B, Drengberg BC, Blaum C, Oster H. *Interaction between circadian rhythms and stress.* In: Neurobiol Stress. 2016 Sep 8;6:57-67.

Kolev P, Kumanov P, Caronno A, Fauteck J-D, Stankov BM. *Melatonina a rilascio controllato: Nuovi aspetti dell'utilizzo nell'uomo.* In: L'integratore nutrizionale 2011, 14(1).

Koren D, Dumin M, Gozal D. *Role of sleep quality in the metabolic syndrome.* In: Diabetes Metab Syndr Obes. 2016 Aug 25;9:281-310.

Krasselt M & Baerwald C. *Sex, Symptom Severity, and Quality of Life in Rheumatology.* In: Clin Rev Allergy Immunol. 2017 Aug 9.

Kunz D. *Melatonin und Schlaf-Wach Regulation.* Habilitationsschrift. Berlin 2006.

Lam RW, Levitt AJ, Levitan RD, Michalak EE, Cheung AH, Morehouse R, Ramasubbu R, Yatham LN, Tam EM. *Efficacy of Bright Light Treatment, Fluoxetine, and the Combination in Patients With Nonseasonal Major Depressive Disorder: A Randomized Clinical Trial.* In: JAMA Psychiatry. 2016 Jan;73(1):56-63.

Lamia KA, Storch KF, Weitz CJ. *Physiological significance of a peripheral tissue circadian clock.* In: Proc Natl Acad Sci U S A. 2008 Sep 30;105(39):15172-7.

Lara T, Madrid JA, Correa Á. *The vigilance decrement in executive function is attenuated when individual chronotypes perform at their optimal time of day.* In: PLoS One. 2014 Feb 19;9(2):e88820.

Lazzerini Ospri L, Prusky G, Hattar S. *Mood, the Circadian System, and Melanopsin Retinal Ganglion Cells.* In: Annu Rev Neurosci. 2017 Jul 25;40:539-556.

Leonardi GC, Rapisarda V, Marconi A, Scalisi A, Catalano F, Proietti L, Travali S, Libra M, Fenga C. *Correlation of the risk of breast cancer and disruption of the circadian rhythm (Review).* In: Oncol Rep. 2012 Aug;28(2):418-28.

Lévi F. *Chronotherapeutics: the relevance of timing in cancer therapy.* In: Cancer Causes Control. 2006 May;17(4):611-21.

Lewy AJ & Sack RL. *The dim light melatonin onset as a marker for circadian phase position.* In: Chronobiol Int. 1989;6(1):93-102.

Lissoni P. *Biochemotherapy with standard chemotherapies plus the pineal hormone melatonin in the treatment of advanced solid neoplasms.* In: Pathol Biol (Paris). 2007 Apr-May;55(3-4):201-4.

Lissoni P, Messina G, Lissoni A, Franco R. *The psychoneuroendocrine-immunotherapy of cancer: Historical evolution and clinical results.* In: J Res Med Sci. 2017 Apr 26;22:45.

Litinski M, Scheer FA, Shea SA. *Influence of the Circadian System on Disease Severity.* In: Sleep medicine clinics. 2009;4(2):143-163.

Liu R, Fu A, Hoffman AE, Zheng T, Zhu Y. *Melatonin enhances DNA repair capacity possibly by affecting genes involved in DNA damage responsive pathways.* In: BMC Cell Biol. 2013 Jan 7;14:1.

Lord T, Nixon B, Jones KT, Aitken RJ. *Melatonin prevents postovulatory oocyte aging in the mouse and extends the window for optimal fertilization in vitro.* In: Biol Reprod. 2013 Mar 21;88(3):67.

Lowden A, Moreno C, Holmbäck U, Lennernäs M, Tucker P. *Eating and shift work – effects on habits, metabolism and performance.* In: Scand J Work Environ Health. 2010 Mar;36(2):150-62.

Lucassen EA, Zhao X, Rother KI, Mattingly MS, Courville AB, de Jonge L, Csako G, Cizza G; Sleep Extension Study Group. *Evening chronotype is associated with changes in eating behavior, more sleep apnea, and increased stress hormones in short sleeping obese individuals.* In: PLoS One. 2013;8(3):e56519.

Lundahl A & Nelson TD. *Sleep and food intake: A multisystem review of mechanisms in children and adults.* In: J Health Psychol. 2015 Jun;20(6):794-805.

Mao L, Dauchy RT, Blask DE, Dauchy EM, Slakey LM, Brimer S, Yuan L, Xiang S, Hauch A, Smith K, Frasch T, Belancio VP, Wren MA, Hill SM. *Melatonin suppression of aerobic glycolysis (Warburg effect), survival signalling and metastasis in human leiomyosarcoma.* In: J Pineal Res. 2016 Mar;60(2):167-77.

Marquié JC, Tucker P, Folkard S, Gentil C, Ansiau D. *Chronic effects of shift work on cognition: findings from the VISAT longitudinal study.* In: Occup Environ Med. 2015 Apr;72(4):258-64.

Martin CK, Bhapkar M, Pittas AG, Pieper CF, Das SK, Williamson DA, Scott T, Redman LM, Stein R, Gilhooly CH, Stewart T, Robinson L, Roberts SB; Comprehensive Assessment of Long-term Effects of Reducing Intake of Energy (CALERIE) Phase 2 Study Group. *Effect of Calorie Restriction on Mood, Quality of Life, Sleep, and Sexual Function in Healthy Nonobese Adults: The CALERIE 2 Randomized Clinical Trial.* In: JAMA Intern Med. 2016 Jun 1;176(6):743-52.

Maukonen M, Kanerva N, Partonen T, Kronholm E, Tapanainen H, Kontto J, Männistö S. *Chronotype differences in timing of energy and macronutrient intakes: A population-based study in adults.* In: Obesity (Silver Spring). 2017 Mar;25(3):608-615.

Max Planck Institut. *Leben ohne Tag und Nacht.* Max Planck Forschung 1/2007. Verfügbar unter https://www.mpg.de/933134/S003_Rueckblende_060_061.pdf

Mazzoccoli G, Vinciguerra M, Papa G, Piepoli A. *Circadian clock circuitry in colorectal cancer.* In: World J Gastroenterol. 2014 Apr 21;20(15):4197-207.

Mc Mahon B, Andersen SB, Madsen MK, Hjordt LV, Hageman I, Dam H, Svarer C, da Cunha-Bang S, Baaré W, Madsen J, Hasholt L, Holst K, Frokjaer VG, Knudsen GM. *Seasonal difference in brain serotonin transporter binding predicts symptom severity in patients with seasonal affective disorder.* In: Brain 2016 May;139(Pt 5):1605-14.

McHill AW & Wright KP Jr. *Role of sleep and circadian disruption on energy expenditure and in metabolic predisposition to human obesity and metabolic disease.* In: Obes Rev. 2017 Feb;18 Suppl 1:15-24.

Mendez N, Halabi D, Spichiger C, Salazar ER, Vergara K, Alonso-Vasquez P, Carmona P, Sarmiento JM, Richter HG, Seron-Ferre M, Torres-Farfan C. *Gestational Chronodisruption Impairs Circadian Physiology in Rat Male Offspring, Increasing the Risk of Chronic Disease.* In: Endocrinology. 2016 Dec;157(12):4654-4668

Merikanto I, Lahti T, Castaneda AE, Tuulio-Henriksson A, Aalto-Setälä T, Suvisaari J, Partonen T. *Influence of seasonal variation in mood and behavior on cognitive test performance among young adults.* In: Nord J Psychiatry. 2012 Oct;66(5):303-10.

Merikanto I, Kronholm E, Peltonen M, Laatikainen T, Vartiainen E, Partonen T. *Circadian preference links to depression in general adult population.* In: J Affect Disord. 2015 Dec 1;188:143-8.

Merikanto I, Pesonen AK, Kuula L, Lahti J, Heinonen K, Kajantie E, Räikkönen K. *Eveningness as a risk for behavioral problems in late adolescence.* In: Chronobiol Int. 2017;34(2):225-234.

Miyauchi F, Nanjo K, Otsuka K. *Effects of night shift on plasma concentrations of melatonin, LH, FSH and prolactin, and menstrual irregularity.* In: Sangyo Igaku. 1992 Nov;34(6):545-50.

Mormont MC & Levi F. *Cancer chronotherapy: principles, applications, and perspectives.* In: Cancer. 2003 Jan 1;97(1):155-69.

Morris CJ, Yang JN, Scheer FA. *The impact of the circadian timing system on cardiovascular and metabolic function.* In: Prog Brain Res. 2012; 199():337-58.

Morris CJ, Yang JN, Garcia JI, Myers S, Bozzi I, Wang W, Buxton OM, Shea SA, Scheer FA. *Endogenous circadian system and circadian misalignment impact glucose tolerance via separate mechanisms in humans.* In: Proc Natl Acad Sci U S A. 2015 Apr 28;112(17):E2225-34.

Morris CJ, Purvis TE, Mistretta J, Scheer FA. *Effects of the Internal Circadian System and Circadian Misalignment on Glucose Tolerance in Chronic Shift Workers.* In: J Clin Endocrinol Metab. 2016 Mar;101(3):1066-74.

Mucci LA, Markt S, Sigurdardottir L, Lockley SW, Fall K, Stampfer MJ, Gudnason V, Kraft P, Rider JR, Czeisler CA, Valdimarsdottir UA. *Circadian dysrhythm and advanced prostate cancer.* In: Journal of Clinical Oncology 32, no. 4_suppl (February 2014) 199-199.

Nishihara T, Hashimoto S, Ito K, Nakaoka Y, Matsumoto K, Hosoi Y, Morimoto Y. *Oral melatonin supplementation improves oocyte and embryo quality in women undergoing in vitro fertilization-embryo transfer.* In: Gynecol Endocrinol. 2014 May;30(5):359-62.

Nobelprize.org. *The 2017 Nobel Prize in Physiology or Medicine.* Press Release. Nobel Media AB 2014. Verfügbar unter: http://www.nobelprize.org/nobel_prizes/medicine/laureates/2017/press.html [Zugriff am 22.12.2017].

Norbury, R. *A Bibliometric Analysis of the Top 100 Most Cited Chronotype Research Papers.* In: Journal of Circadian Rhythms, 15(1), 2 (2017).

Nováková M, Sládek M, Sumová A. *Human chronotype is determined in bodily cells under real-life conditions.* In: Chronobiol Int. 2013 May;30(4):607-17.

Nutt D, Wilson S, Paterson L. *Sleep disorders as core symptoms of depression.* In: Dialogues Clin Neurosci. 2008;10(3):329-36.

Ogden CL, Carroll MD, Fryar CD, Flegal KM. *Prevalence of Obesity Among Adults and Youth: United States, 2011-2014.* In: NCHS Data Brief. 2015 Nov;(219):1-8.

Ohayon MM & Milesi C. *Artificial Outdoor Nighttime Lights Associate with Altered Sleep Behavior in the American General Population.* In: Sleep. 2016 Jun 1;39(6):1311-20.

Oosterman JE, Kalsbeek A, la Fleur SE, Belsham DD. *Impact of nutrients on circadian rhythmicity.* In: Am J Physiol Regul Integr Comp Physiol. 2015 Mar 1;308(5):R337-50.

Ohayon MM. *Insomnia: a ticking clock for depression?* In: J Psychiatr Res. 2007 Dec;41(11):893-4.

Oshima T, Yamanaka I, Kumar A, Yamaguchi J, Nishiwaki-Ohkawa T, Muto K, Kawamura R, Hirota T, Yagita K, Irle S, Kay SA, Yoshimura T, Itami K. *C-H activation generates period-shortening molecules that target cryptochrome in the mammalian circadian clock.* In: Angew Chem Int Ed Engl. 2015 Jun 8;54(24):7193-7.

Paine SJ & Gander PH. *Differences in circadian phase and weekday/ weekend sleep patterns in a sample of middle-aged morning types and evening types.* In: Chronobiol Int. 2016;33(8):1009-17.

Pandi-Perumal SR, BaHammam AS, Brown GM, Spence DW, Bharti VK, Kaur C, Hardeland R, Cardinali DP. *Melatonin antioxidative defense: therapeutical implications for aging and neurodegenerative processes.* In: Neurotox Res. 2013 Apr;23(3):267-300.

Paolino S, Cutolo M, Pizzorni C. *Glucocorticoid management in rheumatoid arthritis: morning or night low dose?* In: Reumatologia. 2017;55(4):189-197.

Papantoniou K, Castaño-Vinyals G, Espinosa A, Aragonés N, Pérez-Gómez B, Burgos J, Gómez-Acebo I, Llorca J, Peiró R, Jimenez-Moleón JJ, Arredondo F, Tardón A, Pollan M, Kogevinas M. *Night shift work, chronotype and prostate cancer risk in the MCC-Spain case-control study.* In: Int J Cancer. 2015 Sep 1;137(5):1147-57.

Papazyan R, Zhang Y, Lazar MA. *Genetic and epigenomic mechanisms of mammalian circadian transcription.* In: Nat Struct Mol Biol. 2016 Dec 6;23(12):1045-1052.

Parry BL, Sorenson DL, Meliska CJ, Basavaraj N, Zirpoli GG, Gamst A, Hauger R. *Hormonal basis of mood and postpartum disorders.* In: Curr Womens Health Rep. 2003 Jun;3(3):230-5.

Parry BL, Martínez LF, Maurer EL, López AM, Sorenson D, Meliska CJ. *Sleep, rhythms and women's mood. Part I. Menstrual cycle, pregnancy and postpartum.* In: Sleep Med Rev. 2006 Apr;10(2):129-44.

Parry BL, Meliska CJ, Sorenson DL, Lopez AM, Martinez LF, Nowakowski S, Elliott JA, Hauger RL, Kripke DF. *Plasma Melatonin Circadian Rhythms: Low in Pregnant, Elevated in Postpartum, Depressed Women, and Phase-Advanced in Pregnant Women with Personal or Family Histories of Depression.* In: Am J Psychiatry. 2008 Dec; 165(12): 1551–1558.

Parry BL. *Rhythms and Blues.* In: J Womens Health (Larchmt). 2016 Jun;25(6):563-4.

Parsons MJ, Moffitt TE, Gregory AM, Goldman-Mellor S, Nolan PM, Poulton R, Caspi A. *Social jetlag, obesity and metabolic disorder: investigation in a cohort study.* In: Int J Obes (Lond). 2015 May;39(5):842-8.

Pearlstein T, Howard M, Salisbury A, Zlotnick C. *Postpartum depression.* In: Am J Obstet Gynecol. 2009 Apr;200(4):357-64.

Penzel T, Fietze E, Veauthier C. *Möglichkeiten der automatischen Schlafstadienklassifikation und ihre Grenzen.* In: Klin Neurophysiol 2015; 46: 128–135.

Pijut SS, Corbett DE, Wang Y, Li J, Charnigo RJ, Graf GA. *Effect of peripheral circadian dysfunction on metabolic disease in response to a diabetogenic diet.* In: Am J Physiol Endocrinol Metab. 2016 Jun 1;310(11):E900-11.

Plano SA, Casiraghi LP, García Moro P, Paladino N, Golombek DA, Chiesa JJ. *Circadian and Metabolic Effects of Light: Implications in Weight Homeostasis and Health.* In: Front Neurol. 2017 Oct 19;8:558.

Plikus MV, Van Spyk EN, Pham K, Geyfman M, Kumar V, Takahashi JS, Andersen B. *The circadian clock in skin: implications for adult stem cells, tissue regeneration, cancer, aging, and immunity.* In: J Biol Rhythms. 2015 Jun;30(3):163-82.

Potter GD, Skene DJ, Arendt J, Cade JE, Grant PJ, Hardie LJ. *Circadian Rhythm and Sleep Disruption: Causes, Metabolic Consequences, and Countermeasures.* In: Endocr Rev. 2016 Dec;37(6):584-608.

Potter GDM, Cade JE, Hardie LJ. *Longer sleep is associated with lower BMI and favorable metabolic profiles in UK adults: Findings from the National Diet and Nutrition Survey.* In: PLoS One. 2017 Jul 27;12(7):e0182195.

Prather AA, Janicki-Deverts D, Hall MH, Cohen S. *Behaviorally Assessed Sleep and Susceptibility to the Common Cold.* In: Sleep. 2015 Sep 1;38(9):1353-9.

Prosser RA & Glass JD. *Assessing ethanol's actions in the suprachiasmatic circadian clock using in vivo and in vitro approaches.* In: Alcohol. 2015 Jun;49(4):321-39.

Puttonen S, Kivimäki M, Elovainio M, Pulkki-Råback L, Hintsanen M, Vahtera J, Telama R, Juonala M, Viikari JS, Raitakari OT, Keltikangas-Järvinen L. *Shift work in young adults and carotid artery intima-media thickness: The Cardiovascular Risk in Young Finns study.* In: Atherosclerosis. 2009 Aug;205(2):608-13.

Qian J & Scheer FA. *Circadian System and Glucose Metabolism: Implications for Physiology and Disease.* In: Trends Endocrinol Metab. 2016 May;27(5):282-93.

Ramar K & Olson EJ. *Management of common sleep disorders.* In: Am Fam Physician. 2013 Aug 15;88(4):231-8.

Randler C. *Proactive people are morning people.* In: Journal of Applied Social Psychology 2009, 39 (12), 2787-2797.

Randler C. *Ontogeny of morningness-eveningness across the adult human lifespan.* In: Naturwissenschaften. 2016 Feb;103(1-2):3.

Randler C, Freyth-Weber K, Rahafar A, Florez Jurado A, Kriegs JO. *Morningness-eveningness in a large sample of German adolescents and adults.* In: Heliyon. 2016 Nov; 2(11): e00200.

Randler C & Rahafar A. *Latitude affects Morningness-Eveningness: evidence for the environment hypothesis based on a systematic review.* In: Sci Rep. 2017 Jan 3;7:39976.

Randler C, Faßl C, Kalb N. *From Lark to Owl: developmental changes in morningness-eveningness from new-borns to early adulthood.* In: Sci Rep. 2017 Apr 5;7:45874.

Randler C. *Chronotype correlates with developmental index, intelligence and academic achievement: A study based on nationwide indicators.* In: Chronobiol Int. 2017 Jun 8:1-8.

Rasch B & Born J. *About Sleep's Role in Memory.* In: Physiol Rev. 2013 Apr; 93(2): 681–766.

Reil JC. *Archiv für die Physiologie.* Halle: Curtsche Buchhandlung 1796.

Reinberg AE, Lewy H, Smolensky M. *The birth of chronobiology: Julien Joseph Virey 1814.* In: Chronobiol Int. 2001 Mar;18(2):173-86.

Reiter RJ, Tan DX, Tamura H, Cruz MH, Fuentes-Broto L. *Clinical relevance of melatonin in ovarian and placental physiology: a review.* In: Gynecol Endocrinol. 2014a Feb;30(2):83-9.

Reiter RJ, Tamura H, Tan DX, Xu XY. *Melatonin and the circadian system: contributions to successful female reproduction.* In: Fertil Steril. 2014b Aug;102(2):321-8.

Reiter RJ, Mayo JC, Tan DX, Sainz RM, Alatorre-Jimenez M, Qin L. *Melatonin as an antioxidant: under promises but over delivers.* In: J Pineal Res. 2016 Oct;61(3):253-78.

Reiter RJ, Rosales-Corral SA, Tan DX, Acuna-Castroviejo D, Qin L, Yang SF, Xu K. *Melatonin, a Full Service Anti-Cancer Agent: Inhibition of Initiation, Progression and Metastasis.* In: Int J Mol Sci. 2017 Apr 17;18(4).

Ribas-Latre A & Eckel-Mahan K. *Interdependence of nutrient metabolism and the circadian clock system: Importance for metabolic health.* In: Mol Metab. 2016 Jan 14;5(3):133-52.

Rocha CS, Martins AD, Rato L, Silva BM, Oliveira PF, Alves MG. *Melatonin alters the glycolytic profile of Sertoli cells: implications for male fertility.* In: Mol Hum Reprod. 2014 Nov;20(11):1067-76.

Rocha CS, Rato L, Martins AD, Alves MG1, Oliveira PF. *Melatonin and male reproductive health: relevance of darkness and antioxidant properties.* In: Curr Mol Med. 2015;15(4):299-311.

Roenneberg T, Wirz-Justice A, Merrow M. *Life between clocks: daily temporal patterns of human chronotypes.* In: J Biol Rhythms. 2003 Feb;18(1):80-90.

Roenneberg T, Kuehnle T, Pramstaller PP, Ricken J, Havel M, Guth A, Merrow M. *A marker for the end of adolescence.* In: Curr Biol. 2004 Dec 29;14(24):R1038-9.

Roenneberg T, Kuehnle T, Juda M, Kantermann T, Allebrandt K, Gordijn M, Merrow M. *Epidemiology of the human circadian clock.* In: Sleep Med Rev. 2007 Dec;11(6):429-38.

Roenneberg T. *Wie wir ticken. Die Bedeutung der Chronobiologie für unser Leben.* Köln: DuMont 2012.

Roenneberg T, Allebrandt KV, Merrow M, Vetter C. *Social jetlag and obesity.* In: Curr Biol. 2012 May 22;22(10):939-43.

Roenneberg T & Merrow M. *The Circadian Clock and Human Health.* In: Curr Biol. 2016 May 23;26(10):R432-43.

Ruby NF, Hwang CE, Wessells C, Fernandez F, Zhang P, Sapolsky R, Heller HC. *Hippocampal-dependent learning requires a functional circadian system.* In: Proc Natl Acad Sci U S A. 2008 Oct 7;105(40):15593-8.

Rudic RD. *Time is of the essence: vascular implications of the circadian clock.* In: Circulation. 2009 Oct 27;120(17):1714-21.

Rudnicka AR, Rumley A, Lowe GD, Strachan DP. *Diurnal, seasonal, and blood-processing patterns in levels of circulating fibrinogen, fibrin D-dimer, C-reactive protein, tissue plasminogen activator, and von Willebrand factor in a 45-year-old population.* In: Circulation. 2007 Feb 27;115(8):996-1003.

Rudnicka AR, Nightingale CM, Donin AS, Sattar N, Cook DG, Whincup PH, Owen CG. *Sleep Duration and Risk of Type 2 Diabetes.* In: Pediatrics. 2017 Sep;140(3). pii: e20170338.

Russo PM, Leone L, Penolazzi B, Natale V. *Circadian preference and the big five: the role of impulsivity and sensation seeking.* In: Chronobiol Int. 2012 Oct;29(8):1121-6.

Rutters F, Lemmens SG, Adam TC, Bremmer MA, Elders PJ, Nijpels G, Dekker JM. *Is social jetlag associated with an adverse endocrine, behavioral, and cardiovascular risk profile?* In: J Biol Rhythms. 2014 Oct;29(5):377-83.

Rybnikova NA, Haim A, Portnov BA. *Does artificial light-at-night exposure contribute to the worldwide obesity pandemic?* In: Int J Obes (Lond). 2016 May;40(5):815-23.

Sato M, Murakami M, Node K, Matsumura R, Akashi M. *The role of the endocrine system in feeding-induced tissue-specific circadian entrainment.* In: Cell Rep. 2014 Jul 24;8(2):393-401.

Savvidis C & Koutsilieris M. *Circadian Rhythm Disruption in Cancer Biology.* In: Mol Med. 2012; 18(1): 1249–1260.

Scheer FA, Hilton MF, Mantzoros CS, Sheaa SA. *Adverse metabolic and cardiovascular consequences of circadian misalignment.* In: Proc Natl Acad Sci U S A. 2009 Mar 17; 106(11): 4453–4458.

Schernhammer ES, Laden F, Speizer FE, Willett WC, Hunter DJ, Kawachi I, Colditz GA. *Rotating night shifts and risk of breast cancer in women participating in the nurses' health study.* In: J Natl Cancer Inst. 2001 Oct 17;93(20):1563-8.

Schernhammer ES, Laden F, Speizer FE, Willett WC, Hunter DJ, Kawachi I, Fuchs CS, Colditz GA. *Night-shift work and risk of colorectal cancer in the nurses' health study.* In: J Natl Cancer Inst. 2003 Jun 4;95(11):825-8.

Schernhammer ES, Rosner B, Willett WC, Laden F, Colditz GA, Hankinson SE. *Epidemiology of urinary melatonin in women and its relation to other hormones and night work.* In: Cancer Epidemiol Biomarkers Prev. 2004 Jun;13(6):936-43.

Schernhammer ES, Kroenke CH, Laden F, Hankinson SE. *Night work and risk of breast cancer.* In: Epidemiology. 2006 Jan;17(1):108-11.

Schmalen I, Reischl S, Wallach T, Klemz R, Grudziecki A, Prabu JR, Benda C, Kramer A, Wolf E. *Interaction of circadian clock proteins CRY1 and PER2 is modulated by zinc binding and disulfide bond formation.* In: Cell. 2014 May 22;157(5):1203-15.

Schmidt C, Peigneux P, Cajochen C. *Age-Related Changes in Sleep and Circadian Rhythms: Impact on Cognitive Performance and Underlying Neuroanatomical Networks.* In: Front Neurol. 2012; 3: 118.

Schnell A, Albrecht U, Sandrelli F. *Rhythm and mood: relationships between the circadian clock and mood-related behavior.* In: Behav Neurosci. 2014 Jun;128(3):326-43.

Schwartz WJ, Tavakoli-Nezhad M, Lambert CM, Weaver DR, de la Iglesia HO. *Distinct patterns of Period gene expression in the suprachiasmatic nucleus underlie circadian clock photoentrainment by advances or delays.* In: Proc Natl Acad Sci U S A. 2011 Oct 11;108(41):17219-24.

Sebastián C, Satterstrom FK, Haigis MC, Mostoslavsky R. *From sirtuin biology to human diseases: an update.* In: J Biol Chem. 2012 Dec 14;287(51):42444-52.

Sen A & Sellix MT. *The Circadian Timing System and Environmental Circadian Disruption: From Follicles to Fertility.* In: Endocrinology. 2016 Sep;157(9):3366-73.

Seth S, Lewis AJ, Galbally M. *Perinatal maternal depression and cortisol function in pregnancy and the postpartum period: a systematic literature review.* In: BMC Pregnancy Childbirth. 2016 May 31;16(1):124.

Simon SL, Field J, Miller LE, DiFrancesco M, Beebe DW. *Sweet/dessert foods are more appealing to adolescents after sleep restriction.* In: PLoS One. 2015 Feb 23;10(2):e0115434.

Sipilä JU, Ruuskanen J, Rautava P, Kytö V. *Daylight Saving Time Transitions, Incidence and In-Hospital Mortality of Ischemic Stroke.* In: Neurology April 5, 2016, 86:16 Supplement S32.008.

Skalkidou A, Hellgren C, Comasco E, Sylvén S, Sundström Poromaa I. *Biological aspects of postpartum depression.* In: Womens Health (Lond). 2012 Nov;8(6):659-72.

Skene DJ & Arendt J. *Circadian rhythm sleep disorders in the blind and their treatment with melatonin.* In: Sleep Med. 2007 Sep;8(6):651-5.

Sliwinski T, Rozej W, Morawiec-Bajda A, Morawiec Z, Reiter R, Blasiak J. *Protective action of melatonin against oxidative DNA damage: chemical inactivation versus base-excision repair.* In: Mutat Res. 2007 Dec 1;634(1-2):220-7.

Slominski AT, Kleszczyński K, Semak I, Janjetovic Z, Zmijewski MA, Kim TK, Slominski RM, Reiter RJ, Fischer TW. *Local melatoninergic system as the protector of skin integrity.* In: Int J Mol Sci. 2014 Sep 30;15(10):17705-32.

Soleimani Rad S, Abbasalizadeh S, Ghorbani Haghjo A, Sadagheyani M, Montaseri A, Soleimani Rad J. *Serum Levels of Melatonin and Oxidative Stress Markers and Correlation between Them in Infertile Men.* In: J Caring Sci. 2013 Nov 30;2(4):287-94.

Sperry SD, Scully ID, Gramzow RH, Jorgensen RS. Sleep Duration and Waist Circumference in Adults: A Meta-Analysis. In: Sleep. 2015 Aug 1;38(8):1269-76.

Spörl F, Schellenberg K, Blatt T, Wenck H, Wittern KP, Schrader A, Kramer A. *A circadian clock in HaCaT keratinocytes.* In: J Invest Dermatol. 2011 Feb;131(2):338-48.

St-Onge MP, Roberts A, Shechter A, Choudhury AR. *Fiber and Saturated Fat Are Associated with Sleep Arousals and Slow Wave Sleep.* In: J Clin Sleep Med. 2016 Jan;12(1):19-24.

St-Onge MP, Ard J, Baskin ML, Chiuve SE, Johnson HM, Kris-Etherton P, Varady K; American Heart Association Obesity Committee of the Council on Lifestyle and Cardiometabolic Health; Council on Cardiovascular Disease in the Young; Council on Clinical Cardiology; and Stroke Council. *Meal Timing and Frequency: Implications for Cardiovascular Disease Prevention: A Scientific Statement From the American Heart Association.* In: culation. 2017 Feb 28;135(9):e96-e121.

Stankov BM, Kolev P, Kumanov Ph, Caronno A, Fauteck J-D. *Innovation in dietary supplement ingredients: Pharmaceutical techniques and body requirements: faster does not (always) mean better. Time-defined controlled release is crucial for melatonin efficiency in primary sleep disturbances.* In: NutraFoods, 2010, 13(3).

Stevens RG, Brainard GC, Blask DE, Lockley SW, Motta ME. *Adverse health effects of nighttime lighting: comments on American Medical Association policy statement.* In: Am J Prev Med. 2013 Sep;45(3):343-6.

Stokkan KA, Yamazaki S, Tei H, Sakaki Y, Menaker M. *Entrainment of the circadian clock in the liver by feeding.* In: Science. 2001 Jan 19;291(5503):490-3.

Straub RH & Cutolo M. *Glucocorticoids and chronic inflammation.* In: Rheumatology 2016 Dec;55(suppl 2):ii6-ii14.

Suez J & Elinav E. *The path towards microbiome-based metabolite treatment.* In: Nat Microbiol. 2017 May 25.

Tai SY, Huang SP, Bao BY, Wu MT. *Urinary melatonin-sulfate/cortisol ratio and the presence of prostate cancer: A case-control study.* In: Sci Rep. 2016 Jul 8;6:29606.

Taketani T, Tamura H, Takasaki A, Lee L, Kizuka F, Tamura I, Taniguchi K, Maekawa R, Asada H, Shimamura K, Reiter RJ, Sugino N. *Protective role of melatonin in progesterone production by human luteal cells.* In: J Pineal Res. 2011 Sep;51(2):207-13.

Tamura H, Nakamura Y, Korkmaz A, Manchester LC, Tan DX, Sugino N, Reiter RJ. *Melatonin and the ovary: physiological and pathophysiological implications.* In: Fertil Steril. 2009 Jul;92(1):328-43.

Tamura H, Takasaki A, Taketani T, Tanabe M, Kizuka F, Lee L, Tamura I, Maekawa R, Aasada H, Yamagata Y, Sugino N. *The role of melatonin as an antioxidant in the follicle.* In: J Ovarian Res. 2012 Jan 26;5:5.

Terzano MG, Parrino L, Spaggiari MC, Palomba V, Rossi M, Smerieri A. *CAP variables and arousals as sleep electroencephalogram markers for primary insomnia.* In: Clin Neurophysiol. 2003 Sep;114(9):1715-23.

Thaiss CA, Zeevi D, Levy M, Zilberman-Schapira G, Suez J, Tengeler AC, Abramson L, Katz MN, Korem T, Zmora N, Kuperman Y, Biton I, Gilad S, Harmelin A, Shapiro H, Halpern Z, Segal E, Elinav E. *Trans-kingdom control of microbiota diurnal oscillations promotes metabolic homeostasis.* In: Cell. 2014 Oct 23;159(3):514-29.

Tham EK, Tan J, Chong YS, Kwek K, Saw SM, Teoh OH, Goh DY, Meaney MJ, Broekman BF. *Associations between poor subjective prenatal sleep quality and postnatal depression and anxiety symptoms.* In: J Affect Disord. 2016 Sep 15;202:91-4

Thompson CL, Larkin EK, Patel S, Berger NA, Redline S, Li L. *Short duration of sleep increases risk of colorectal adenoma.* In: Cancer. 2011 Feb 15;117(4):841-7.

Toffol E, Heikinheimo O, Partonen T. *Biological rhythms and fertility: the hypothalamus–pituitary–ovary axis.* In: ChronoPhysiology and Therapy Volume 2016:6.

Tokumaru O, Haruki K, Bacal K, Katagiri T, Yamamoto T, Sakurai Y. *Incidence of cancer among female flight attendants: a meta-analysis.* In: J Travel Med. 2006 May-Jun;13(3):127-32.

Toomey R, Panizzon MS, Kremen WS, Franz CE, Lyons MJ. *A twin-study of genetic contributions to morningness-eveningness and depression.* In: Chronobiol Int. 2015 Apr;32(3):303-9.

Touitou Y, Touitou D, Reinberg A. *Disruption of adolescents' circadian clock: The vicious circle of media use, exposure to light at night, sleep loss and risk behaviors.* In: J Physiol Paris. 2017a May 12. pii: S0928-4257(17)30034-7.

Touitou Y, Reinberg A, Touitou D. *Association between light at night, melatonin secretion, sleep deprivation, and the internal clock: Health impacts and mechanisms of circadian disruption.* In: Life Sci. 2017b Mar 15;173:94-106

Trinder J, Kleiman J, Carrington M, Smith S, Breen S, Tan N, Kim Y. *Autonomic activity during human sleep as a function of time and sleep stage.* In: J Sleep Res. 2001 Dec;10(4):253-64.

Tsaousis I. *Circadian preferences and personality traits: A meta-analysis.* In: Eur. J. Pers. 24: 356–373 (2010).

Tucker P, Marquié JC, Folkard S, Ansiau D, Esquirol Y. *Shiftwork and metabolic dysfunction.* In: Chronobiol Int. 2012 Jun;29(5):549-55.

Tuomi T, Nagorny CL, Singh P, Bennet H, Yu Q, Alenkvist I, Isomaa B, Östman B, Söderström J, Pesonen AK, Martikainen S, Räikkönen K, Forsén T, Hakaste L, Almgren P, Storm P, Asplund O, Shcherbina L, Fex M, Fadista J, Tengholm A, Wierup N, Groop L, Mulder H. *Increased Melatonin Signaling Is a Risk Factor for Type 2 Diabetes.* In: Cell Metab. 2016 Jun 14;23(6):1067-77.

Uchiyama M, Ishibashi K, Enomoto T, Nakajima T, Shibui K, Hirokawa G, Okawa M. *Twenty-four hour profiles of four hormones under constant routine.* In: Psychiatry Clin Neurosci. 1998 Apr;52(2):241-3.

Uchiyama M & Lockley SW. *Non-24-Hour Sleep-Wake Rhythm Disorder in Sighted and Blind Patients.* In: Sleep Med Clin. 2015 Dec;10(4):495-516.

Uddin MS, Hoque MI, Uddin MK, Kamol SA, Chowdhury RH. *Circadian rhythm of onset of stroke – in 50 cases of ischemic stroke.* In: Mymensingh Med J. 2015 Jan;24(1):121-6.

Urbán R, Magyaródi T, Rigó A. *Morningness-Eveningness, Chronotypes and Health-Impairing Behaviors in Adolescents.* In: Chronobiol Int. 2011 Apr; 28(3): 10.3109/07420528.2010.549599.

Uzhova I, Fuster V, Fernández-Ortiz A, Ordovás JM, Sanz J, Fernández-Friera L, López-Melgar B, Mendiguren JM, Ibáñez B, Bueno H, Peñalvo JL. *The Importance of Breakfast in Atherosclerosis Disease: Insights From the PESA Study.* In: J Am Coll Cardiol. 2017 Oct 10;70(15):1833-1842.

Van Cauter E, Leproult R, Plat L. *Age-related changes in slow wave sleep and REM sleep and relationship with growth hormone and cortisol levels in healthy men.* In: JAMA. 2000 Aug 16;284(7):861-8.

Van den Berg JF, Tulen JH, Neven AK, Hofman A, Miedema HM, Witteman JC, Tiemeier H. *Sleep duration and hypertension are not associated in the elderly.* In: Hypertension. 2007 Sep;50(3):585-9.

Vaughn BV, Rotolo S, Roth HL. *Circadian rhythm and sleep influences on digestive physiology and disorders.* In: ChronoPhysiology and Therapy, Volume 2014:4.

Vetter C & Scheer FAJL. *Circadian Biology: Uncoupling Human Body Clocks by Food Timing.* In: Curr Biol. 2017 Jul 10;27(13):R656-R658.

Virey JJ. *Éphémérides de la vie humaine, ou recherches sur la révolution journalière et la périodicité de ses phénomènes dans la santé et les maladies.* Paris: Didot Jeune 1814.

Vitale JA, Roveda E, Montaruli A, Galasso L, Weydahl A, Caumo A, Carandente F. *Chronotype influences activity circadian rhythm and sleep: differences in sleep quality between weekdays and weekend.* In: Chronobiol Int. 2015 Apr;32(3):405-15.

Wang H, van Spyk E, Liu Q, Geyfman M, Salmans ML, Kumar V, Ihler A, Li N, Takahashi JS, Andersen B. *Time-Restricted Feeding Shifts the Skin Circadian Clock and Alters UVB-Induced DNA Damage.* In: Cell Rep. 2017a Aug 1;20(5):1061-1072.

Wang Y, Kuang Z, Yu X, Ruhn KA, Kubo M, Hooper LV. *The intestinal microbiota regulates body composition through NFIL3 and the circadian clock.* In: Science. 2017b Sep 1;357(6354):912-916.

Watanabe Y, Saito I, Henmi I, Yoshimura K, Maruyama K, Yamauchi K, Matsuo T, Kato T, Tanigawa T, Kishida T, Asada Y. *Skipping Breakfast is Correlated with Obesity.* In: J Rural Med. 2014;9(2):51-8.

Watts AL & Norbury R. *Reduced Effective Emotion Regulation in Night Owls.* In: J Biol Rhythms. 2017 Jun 1:748730417709111.

Wehrens SMT, Christou S, Isherwood C, Middleton B, Gibbs MA, Archer SN, Skene DJ, Johnston JD. *Meal Timing Regulates the Human Circadian System.* In: Curr Biol. 2017 Jun 19;27(12):1768-1775.e3.

Werner L, Geisler J, Randler C. *Morningness as a Personality Predictor of Punctuality.* In: Curr Psychol (2015) 34:130–139.

Westermann J, Lange T, Textor J, Born J. *System consolidation during sleep – a common principle underlying psychological and immunological memory formation.* In: Trends Neurosci. 2015 Oct;38(10):585-97.

WHO. *Depression and Other Common Mental Disorders. Global Health Estimates.* Geneva: World Health Organization, 2017.

Wieden M. *Chronobiologie im Personalmanagement. Wissen, wie Mitarbeiter ticken.* Wiesbaden: Springer Gabler 2016.

Wirz-Justice A & Roenneberg T. *Circadiane und saisonale Rhythmen.* In: Kasper S & Möller HJ (Hrsg). Herbst-/Winterdepression und Lichttherapie. Wien, Springer-Verlag 2004.

Wittmann M, Dinich J, Merrow M, Roenneberg T. *Social jetlag: misalignment of biological and social time.* In: Chronobiol Int. 2006;23(1-2):497-509.

Yang G, Chen L, Grant GR, Paschos G, Song WL, Musiek ES, Lee V, McLoughlin SC, Grosser T, Cotsarelis G, FitzGerald GA. *Timing of expression of the core clock gene Bmal1 influences its effects on aging and survival.* In: Sci Transl Med. 2016 Feb 3;8(324):324ra16.

Yang X, Wood PA, Oh EY, Du-Quiton J, Ansell CM, Hrushesky WJ. *Down regulation of circadian clock gene Period 2 accelerates breast cancer growth by altering its daily growth rhythm.* In: Breast Cancer Res Treat. 2009 Sep;117(2):423-31.

Yasumoto Y, Hashimoto C, Nakao R, Yamazaki H, Hiroyama H, Nemoto T, Yamamoto S, Sakurai M, Oike H, Wada N, Yoshida-Noro C, Oishi K. *Short-term feeding at the wrong time is sufficient to desynchronize peripheral clocks and induce obesity with hyperphagia, physical inactivity and metabolic disorders in mice.* In: Metabolism. 2016 May;65(5):714-27.

Yoshioka K, Kakihana K, Doki N, Ohashi K. *Gut microbiota and acute graft-versus-host disease.* In: Pharmacol Res. 2017 May 30.

Yoshizaki T, Tada Y, Hida A, Sunami A, Yokoyama Y, Yasuda J, Nakai A, Togo F, Kawano Y. *Effects of feeding schedule changes on the circadian phase of the cardiac autonomic nervous system and serum lipid levels.* In: Eur J Appl Physiol. 2013 Oct;113(10):2603-11.

Yu EA & Weaver DR. *Disrupting the circadian clock: gene-specific effects on aging, cancer, and other phenotypes.* In: Aging (Albany NY). 2011 May;3(5):479-93.

Yu JH, Yun CH, Ahn JH, Suh S, Cho HJ, Lee SK, Yoo HJ, Seo JA, Kim SG, Choi KM, Baik SH, Choi DS, Shin C, Kim NH. *Evening chronotype is associated with metabolic disorders and body composition in middle-aged adults.* In: J Clin Endocrinol Metab. 2015 Apr;100(4):1494-502.

Zaki NFW, Spence DW, BaHammam AS, Pandi-Perumal SR, Cardinali DP, Brown GM. *Chronobiological theories of mood disorder.* In: Eur Arch Psychiatry Clin Neurosci. 2017 Sep 11.

Zheng B, Albrecht U, Kaasik K, Sage M, Lu W, Vaishnav S, Li Q, Sun ZS, Eichele G, Bradley A, Lee CC. *Nonredundant roles of the mPer1 and mPer2 genes in the mammalian circadian clock.* In: Cell. 2001 Jun 1;105(5):683-94.

Zhu B, Zhang Q, Pan Y, Mace EM, York B, Antoulas AC, Dacso CC, O'Malley BW. *A Cell-Autonomous Mammalian 12 hr Clock Coordinates Metabolic and Stress Rhythms.* In: Cell Metab. 2017 Jun 6;25(6):1305-1319.e9.

Internetquellen

Chronobiology
www.chronobiology.com

Interchron – A Forum for Chronobiology
http://interchron.org

Über die Autoren

Dr. Jan-Dirk Fauteck, Chronobiologe, promovierte an der Universität Mailand zum Doktor der Medizin und erforscht seit über zwei Jahrzehnten die Rolle der inneren Uhren im menschlichen Organismus. Er ist Gründungsmitglied und wissenschaftlicher Leiter der Fortbildungsakademie für präventionsmedizinisch interessierte Ärzte „ea3m", European Academy of Preventive and Anti-Aging Medicine. Darüber hinaus ist er Gründungsmitglied sowie Sekretär der „interchron", dem internationalen Forum für Chronobiologie.

Dr. Andrea Eder, Studium der Vergleichenden Literaturwissenschaft und Germanistik; langjährige Tätigkeit als Redakteurin und Lektorin im Verlagswesen, für Online- und Printmedien sowie Unternehmen in unterschiedlichen Branchen.

Bibliografische Information der Deutschen Nationalbibliothek
Die Deutsche Nationalbibliothek verzeichnet diese Publikation in der Deutschen Nationalbibliografie;
detaillierte bibliografische Daten sind im Internet über http://dnb.d-nb.de abrufbar.

1. Auflage

Cover: Peter Manfredini
Layout und Satz: Burghard List
Lektorat: Joe Rabl
Bildnachweis: Autonom Health® (2017) (Abb. 11); Shutterstock (Abb. 15);
alle anderen: VitaBasix/Cornelius Veith www.web2service.net

Gedruckt in der EU

ISBN 978-3-7106-0220-7

Christian Brandstätter Verlag
GmbH & Co KG
A-1080 Wien, Wickenburggasse 26
info@brandstaetterverlag.com

Designed in Austria, printed in the EU
www.brandstaetterverlag.com
#chrono # melatonin